いまさら訊けない！

透析リハビリテーションの考えかた，やりかた

加藤明彦
浜松医科大学医学部附属病院
血液浄化療法部部長/病院教授

山内克哉
浜松医科大学
リハビリテーション医学講座教授

編著

山口智也
浜松医科大学医学部附属病院
リハビリテーション部

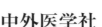
中外医学社

●執筆者 (執筆順)

加藤明彦 浜松医科大学医学部附属病院血液浄化療法部部長／病院教授

伊藤　修 東北医科薬科大学医学部リハビリテーション学教授

山内克哉 浜松医科大学リハビリテーション医学講座教授

松沢良太 兵庫医科大学リハビリテーション学部講師

臼井直人 嬉泉病院リハビリテーション科科長

矢部広樹 聖隷クリストファー大学リハビリテーション学部理学療法学科准教授

小林静佳 東京女子医科大学腎臓内科助教

星野純一 東京女子医科大学腎臓内科教授

森山善文 名古屋共立病院リハビリテーション部部長

日髙寿美 湘南鎌倉総合病院腎臓病総合医療センターセンター長

小林修三 湘南鎌倉総合病院院長

森　克仁 大阪公立大学大学院医学研究科腎臓病態内科学准教授

若林秀隆 東京女子医科大学大学院医学研究科リハビリテーション科学教授

大山恵子 つばさクリニック院長

忽那俊樹 東京工科大学医療保健学部リハビリテーション学科理学療法学専攻准教授

伊東　稔 矢吹病院副院長／腎臓内科

三浦美佐 筑波技術大学保健科学部学部長補佐

上月正博 山形県立保健医療大学理事長・学長

山 口 智 也　浜松医科大学医学部附属病院リハビリテーション部

安 藤 康 宏　国際医療福祉大学病院予防医学センター副センター長／病院教授

寸 村 玲 奈　日本赤十字社医療センター腎臓内科

内 山 清 貴　国際医療福祉大学成田病院准教授

石 橋 由 孝　日本赤十字社医療センター腎臓内科部長

神 田 英一郎　川崎医科大学医学部腎臓内科教授

松 岡 哲 平　医療法人社団大誠会理事長／松岡内科クリニック

水 内 恵 子　池田バスキュラーアクセス・透析・内科看護部長

松 嶋 哲 哉　医療法人才全会理事長

筬 島 明 彦　新王子病院 院長

平 野 裕 真　浜松医科大学医学部附属病院リハビリテーション部

武 居 光 雄　諏訪の杜病院理事長・院長

北 島 幸 枝　東京医療保健大学医療保健学部医療栄養学科准教授

鳥 羽 宏 司　新潟市民病院栄養管理科

蒲 澤 秀 門　新潟大学大学院医歯学総合研究科腎研究センター
　　　　　　　病態栄養学講座特任講師

田 中　　舞　新潟大学大学院医歯学総合研究科腎研究センター病態栄養学講座

細 島 康 宏　新潟大学大学院医歯学総合研究科腎研究センター
　　　　　　　病態栄養学講座特任准教授

西 岡 心 大　長崎リハビリテーション病院教育研修部副部長／栄養管理室室長

序

　超高齢社会となり，サルコペニア，ロコモティブシンドローム（ロコモ），フレイルなどの老年症候群を合併する透析患者さんが増えています．サルコペニアは筋肉量や筋力，身体機能が低下する状態，ロコモは関節などの運動器の機能が低下して移動が困難な状態，フレイルはサルコペニア・ロコモや低栄養などによって抵抗力が弱まり，身体面のみならず，精神・心理面，社会面，口腔面の問題から日常生活活動度（ADL）や生活機能が低下している状態を意味します．

　透析患者さんに元気で安寧な日々を送ってもらうためには，まずは体力やADLの維持・向上が第一目標となります．しかし，透析中はベッド上安静，自宅に帰っても座りがちや横になりがちな生活を送っている患者さんは少なくありません．令和4年の診療報酬改定で，初めて透析時運動指導等加算（1回あたり75点，指導開始から90日を限度）が認められました．本加算は，疾患別リハビリテーションが算定できない施設が対象となります．

　しかし実際に運用が始まると，1）指導可能な職種が医師，看護師，理学療法士，作業療法士に限られる，2）対象が血液透析中に実施した運動指導だけである，3）個々の症例に適切な運動負荷量を決めることが難しい，4）指導前後における筋力測定や歩行速度・距離などのチェックが大変，5）指導期間が90日間と限られる，などが課題としてあげられています．さらに，運動の受け入れの悪い患者さんにどう対処すれば良いのか，安全面を担保するためにはどういった運動から始めれば良いのか，運動を続けるためにどんな工夫が必要かなど，様々な課題が存在します．

さらに施設側の問題として，理学療法士や作業療法士が勤務していない，医師や看護師が運動に不慣れで関心が高くない，運動中に見守りできるスタッフが足りない，近隣に参考となる透析施設がない，などの理由から，加算の取得に躊躇している施設も少なくないと思われます．

　本書では透析リハビリテーションを中心として，現場目線で重要と思われる 33 の課題を選び，エキスパートの先生方に Q&A 形式でわかりやすく解説いただきました．是非，本書を透析リハビリテーションの実践書として，さらには透析時運動指導等加算の取得や腎臓リハビリテーション指導士受験の参考書として，ご活用いただけると幸いです．

　最後に，新型コロナ禍等で大変にお忙しい中，執筆にご協力いただいた先生方，さらには中外医学社の企画部・編集部の皆様に対し，この場を借りて深謝申し上げます．

　　　　2024 年 3 月吉日

　　　　　　　　　　　　　　　　　　　　加 藤 明 彦

目　次

Ⅶ 栄養療法

Ⅰ. 総説

Question 1 運動生理学からみた透析患者の身体的特徴を教えてください

Answer

1. 透析患者の身体機能は透析導入時に劣化がすでに起こっており，透析導入後にさらに悪化していく．

2. 透析患者のサルコペニアの有病率は高く，骨格筋異常を意味する概念として尿毒症性サルコペニアが用いられている．

3. 尿毒症性サルコペニアの原因として，腎不全や老化の病態に加えて，さまざまな要因も影響する．

4. 透析患者の筋力は低下しており，特に栄養失調を有する患者では筋力の低下，Ⅱ型筋線維萎縮，筋断面積低下が認められる．

5. 透析患者の最大歩行速度や足関節背屈筋群の最大自発収縮力は低下しており，収縮組織断面積は小さい．

6. 透析患者の運動耐容能は低下している．赤血球造血刺激因子製剤による貧血の改善に伴い透析患者の peak $\dot{V}O_2$ は改善するが，その改善の程度は鈍い．

7. 透析患者の骨格筋ミトコンドリア機能は低下しており，6分間歩行距離の低下，筋肉間脂肪組織の増大，炎症および酸化ストレスのマーカーの増加と関連している．

1. 透析患者の身体機能は低下していく

　　透析患者の身体機能は透析導入時に劣化がすでに起こっており，身体活動のための機能と動機がすでに失われている．透析導入時には透析センターを歩いてきた患者でも，杖，次に歩行器を使うようになり，最終的には車椅子移動になっていく．腎代替療法や医療の進歩といった技術面での大きな進歩にもかかわらず，患者の身体機能低下は依然としてあり，それが透析患者の健康全体，生活の質，

転帰（入院，死亡率など）に悪影響を及ぼしている．

2. 透析患者は尿毒症性サルコペニアを有する

加齢に伴う骨格筋の減少に対して Rosenberg により提唱されたサルコペニアは，骨格筋量減少を必須としながらも，筋力低下あるいは身体機能低下のいずれかを伴った状態と新たに 2010 年定義された[1]．さらに，加齢に伴う一次性サルコペニアに加えて，身体活動低下，栄養摂取不足，腎不全を含む疾患に関連する二次性サルコペニアの概念が提唱された[1]．

透析患者の骨格筋異常を意味する用語としては，尿毒症性ミオパチーがこれまで使用されていたが，透析患者の筋電図検査および筋酵素は一般に正常であり，筋力の低下，選択的な構造変化，および骨格筋消耗などの異常を包括する尿毒症性サルコペニアという用語が近年用いられるようになった[2]．日本の血液透析患者におけるサルコペニアの有病率は 40％と高く，糖尿病の合併がサルコペニアの独立したリスク因子であった[3]．

7 年間追跡調査した血液透析患者のコホート研究において，膝伸展筋力がドライウェイトの 40％未満の患者は，40％以上の患者に比べて有意に累積生存率が低かった[4]．また，筋量低下，握力低下，その両方（サルコペニア）で層別化された血液透析患者の生命予後を検討したところ，適切な筋量・握力の患者に比べて，筋量低下した患者では 1.35 倍，握力低下した患者では 2.82 倍，サルコペニアの患者では 2.94 倍死亡率が高かった[5]．

3. 尿毒症性サルコペニアにはいくつかの原因がある

尿毒症性サルコペニアの機序はまだ十分に明らかになっていない．各種ホルモンの不均衡，栄養失調，ATP とグリコーゲンの枯渇，腎性貧血による酸素輸送障害，尿毒症物質の蓄積，代謝性アシドーシス，電解質異常，ライフスタイルの変化，筋蛋白分解亢進，筋蛋白合成阻害などが考えられている[2]．また，腎不全や老化の病態に加

えて，さまざまな要因（合併症，透析治療，栄養，生活様式，社会的要因など）も影響する．

4. 透析患者の筋力は低下している

大腿四頭筋における検討では[6]，透析患者の筋力は対照被験者の69%であり（317±115 vs. 459±159N），透析患者の71%で低下が認められ，特に栄養失調の透析患者の筋力が減少していた．また，神経–筋伝達障害や骨格筋興奮–収縮の障害は認められなかったが，全ての透析患者，特に栄養失調の透析患者において最大弛緩速度は遅延していた．

組織学的検討による透析患者で最も一般的な骨格筋異常は，II型筋線維の萎縮，筋断面積の低下，およびタイプ分類の変化である[2]．IIA型筋線維の断面積は透析患者では対照被験者より小さく（3883±557 vs. 5213±1288μm^2），IIB型線維の断面積は栄養失調の透析患者では栄養状態の良い透析患者より大幅に小さかった（2092±394 vs. 4346±1496μm^2）[6]．

電子顕微鏡研究では，透析患者のミトコンドリアに構造異常は認められなかったが，身体活動の減少を反映してグリコーゲン含有量は増加していた[6]．

5. 透析患者の歩行速度は低下している

透析患者の最大歩行速度は対照被験者の67%であり（100.2±33.2 vs. 149.2±35.3cm/sec），透析患者の足関節背屈筋群（前脛骨筋，長母趾伸筋，長趾伸筋）の等尺性最大自発収縮力は対照被験者の78%であった（170±66 vs. 218±69N）[7]．足関節背屈筋群の総断面積と収縮組織および非収縮組織の面積を検討したところ[7]，足関節背屈筋群の総断面積は透析患者と対照被験者の間で有意な差はなかったが，収縮組織の断面積は透析患者の方が小さかった 図1．これらの結果から，透析患者の骨格筋では非収縮組織の増加があるために最大自発収縮が低下していることが示唆されている．

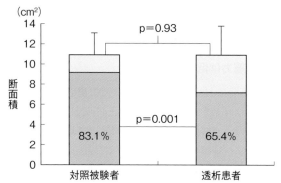

(cm²)

図1 透析患者の足関節背屈筋群の非収縮断面積（水色）と収縮断面積（青）（Johansen KL, et al. Kidney Int. 2003; 63: 291-7）[7]

6. 透析患者の運動耐容能は低下している

　筋力のみならず，透析患者の運動耐容能も低下しており，そのレベルは予想年齢レベルの 60～70%である．症候限界性の心肺運動負荷試験（cardiopulmonary exercise test: CPX）が可能な透析患者において，最高酸素摂取量（peak $\dot{V}O_2$）は年齢予測値の約 60%と著しく低下しており，peak $\dot{V}O_2$ が 17.5mL/kg/ 分未満に低下している血液透析患者では，17.5mL/kg/ 分以上の患者に比べて生命予後が不良であった[8]．

　透析患者の peak $\dot{V}O_2$ の低下には貧血が関係し，赤血球造血刺激因子製剤よる貧血の改善に伴い，透析患者の peak $\dot{V}O_2$ は改善する．しかし，血中ヘモグロビン増加による peak $\dot{V}O_2$ の増加は，瀉血および濃厚赤血球の再注入によって操作された健康な被験者で観察されるものと比較して鈍くなっている 図2[9]．また，透析患者の peak $\dot{V}O_2$ は，腎移植成功後 8 週間以内に運動療法や貧血の大幅な改善がなくても大幅に改善すると報告されている[8]．

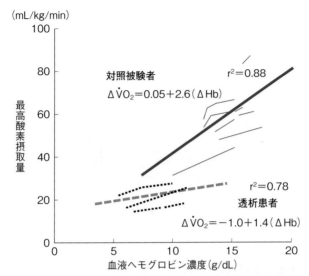

図2 血液透析患者の血液ヘモグロビン濃度と最高酸素摂取量の関連 （Painter P, et al. Adv Ren Replace Ther. 1994; 1: 55-65）[9]

7. 透析患者の骨格筋ミトコンドリア機能は低下している

　骨格筋ミトコンドリア機能を評価するために，^{31}P 磁気共鳴分光法を用いて膝伸筋運動後の大腿四頭筋リン酸化クレアチン回復時定数を検討した研究では[10]，透析患者のリン酸化クレアチン回復定数が保存期 CKD（chronic kidney disease）患者や対照被験者より長かった（53.3 vs. 41.5, 38.9 sec）**図3**. この透析患者のリン酸化クレアチン回復定数の延長は等尺性最大自発筋力の低下とは関連していなかったが，6 分間歩行距離の低下，筋肉間脂肪組織の増大，炎症および酸化ストレスのマーカーの増加と関連していた[10].

　透析患者の骨格筋においては，構造変化に加えて，酸素消費量や酸化能力の低下などの機能的欠陥や，ミトコンドリア数やミトコンドリア酵素であるシトクロム C 酸化酵素，コハク酸還元酵素，パルミチン酸酸化酵素，クエン酸合成酵素などの低下によるミトコンド

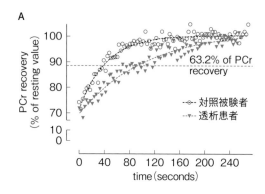

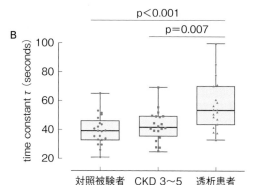

図3　大腿四頭筋のクレアチンリン酸回復の経時推移
（A）とその時定数（B）（Gamboa JL, et al. Clin J
Am Soc Nephrol. 2020; 15: 926-36）[10]

　リア異常が明らかになっているが[6, 10]，透析患者の骨格筋機能異常
や運動耐容能低下の原因はまだ十分に説明できていない．

文献
1) Cruz-Jentoft AJ, Baeyens JP, Bauer JM, et al. European Working Group on Sarcopenia in Older People. Sarcopenia: European consensus on definition and diagnosis: Report of the European Working Group on Sarcopenia in Older People. Age Ageing. 2010; 39: 412-23.

2) Fahal IH. Uraemic sarcopenia: aetiology and implications. Nephrol Dial Transplant. 2014; 29: 1655-65.

3) Mori K, Nishide K, Okuno S, et al. Impact of diabetes on sarcopenia and mortality in patients undergoing hemodialysis. BMC Nephrol. 2019; 20:105.

4) Matsuzawa R, Matsunaga A, Wang G, et al. Relationship between lower extremity muscle strength and all-cause mortality in Japanese patients undergoing dialysis. Phys Ther. 2014; 94: 947-56.

5) Isoyama N, Qureshi AR, Avesani CM, et al. Comparative associations of muscle mass and muscle strength with mortality in dialysis patients. Clin J Am Soc Nephrol. 2014; 9: 1720-8.

6) Fahal IH, Bell GM, Bone JM, et al. Physiological abnormalities of skeletal muscle in dialysis patients. Nephrol Dial Transplant. 1997; 12: 119-27.

7) Johansen KL, Shubert T, Doyle J, et al. Muscle atrophy in patients receiving hemodialysis: effects on muscle strength, muscle quality, and physical function. Kidney Int. 2003; 63: 291-7.

8) Painter P. Physical functioning in end-stage renal disease patients: update 2005. Hemodial Int. 2005; 9: 218-35.

9) Painter P, Moore GE. The impact of recombinant human erythropoietin on exercise capacity in hemodialysis patients. Adv Ren Replace Ther. 1994; 1: 55-65.

10) Gamboa JL, Roshanravan B, Towse T, et al. Skeletal muscle mitochondrial dysfunction is present in patients with CKD before initiation of maintenance hemodialysis. Clin J Am Soc Nephrol. 2020; 15: 926-36.

〈伊藤 修〉

Ⅱ. 運動・生活能力評価

透析患者の身体機能評価法には何がありますか？

Answer
1. 歩行能力を評価する.
2. バランス能力を評価する.
3. SPPB を評価する.

1. 歩行能力を評価することが重要

身体活動量と死亡率は密接な関係があり，身体活動量の多い人は死亡リスクが低くなる．透析患者は，非透析者と比較して身体機能が著しく低下し，歩行能力も低下し転倒することも増加している．歩行機能が低下することで，転倒や QOL 低下，フレイル・サルコペニアにつながり，寝たきりの原因となる．そのため，定期的な歩行評価は重要になり，代表的な歩行評価方法を提示する．

1）10m 歩行テスト（通常歩行と最速歩行）

10m 歩行テスト（10MWT）は，歩行能力を簡便に評価する指標で臨床現場でも広く用いられる．歩行に介助が必要な人は対象外になる.

評価方法：助走距離はスタート前とゴール後にそれぞれ 2m とり，10m 歩行に要した時間，歩数を測定する．測定は 2 回（通常歩行と最速歩行）を行う．通常歩行は，「いつも歩く速さで歩いて下さい」，最速歩行は「できるだけ速く歩いて下さい」と説明して測定する．10m 歩行テストで，歩行速度，歩数，歩幅，歩行率が評価可能になる．健常者の快適歩行速度は 1.0〜1.5m/ 秒であり，一般的に 0.8m/ 秒であれば屋外歩行が自立可能，0.4m/ 秒以下であれば歩行の実用性は屋内とされている．歩行速度は，歩行能力や日常生活活動能力，転倒，死亡リスクと密接な関係があるとされており，将来

の生活機能の低下につながっている.

　一般的な検査は 10m の歩行が幅広く用いられているが, 検査する場所の広さが確保できない時には, 4m, 5m, 6m の歩行テストなども行われている.

2) 6 分間歩行 (6MWT)

　30m の平坦な直線をできるだけ速く歩き, 6 分間での歩行距離を測定する. 簡便に運動耐容能が評価できるが, 被験者の意欲が努力に影響される欠点もある. 歩行距離, 歩行前後の酸素飽和度・心拍数を測定し, Borg scale を用いて疲労度も評価する[1]. 6 分間歩行は, 心肺運動負荷試験 (CPX) により得られた最高酸素摂取量と有意な相関を認め生命予後にも影響している[2,3].

3) シャトル歩行試験

　シャトル歩行試験は 10m の歩行路を往復し続ける試験で, 外部からの音に合わせて往復する. 発信音が一定に設定された一定シャトル歩行テストと発信音の間隔が 1 分毎に速くなる漸増シャトル歩行試験とがある. 歩行速度はレベル 12 まであり, 最後のレベル 12 の歩行速度は 8.4km/h となる. 発信音についていけなくなった時点で終了となる. 結果は運動耐容能の評価として有用であり最大酸素摂取量と有意な相関を認めている.

2. バランス能力を評価する

　バランス評価は, 転倒予防の判断に有用であり, 様々な評価方法がある. ここで代表的な評価方法を紹介する.

1) Berg Balance Scale (BBS) について

　BBS は, バランス評価でよく用いられている評価方法である. 評価項目は, 14 項目からなり 56 点が満点で, 合計点 45 点以下は転倒リスクが高いことを示している[4].

2) Performance Oriented Mobility Assessment (POMA)

　POMA もバランス能力の評価ツールで, 16 項目からなり, うち 9 項目はバランスに関すること, 7 項目は歩行に関する評価で, 満

点は 28 点である．19 点未満が転倒の危険が高く，19〜24 点では中等度の危険があるとされている．

3）Time UP & Go test（TUG）

椅子から立ち上がり 3m 先の目印を回って，再び椅子に座るまでの所要時間を計測する．30 秒以上は，起居動作や日常生活動作に介助を要し，20〜29 秒では歩行が不安定，11〜19 秒では移動がほぼ自立とされている．13.5 秒以上で転倒リスクが予測され，日本整形外科学会の運動器不安定症を判断する基準として 11 秒以上としている．

4）Functional Reach test（FRT）

足を肩幅に揃えて腕を肩関節 90°にあげた状態で，最大限に前に伸ばした距離を測定する．立位のバランスを評価している．20cm 未満だと非常にバランスを崩しやすく危険で，20〜25cm では転倒リスクありとなる．

5）片足立位

開眼片脚立位では 15 秒未満で運動器不安定症のリスクが高まる．閉眼片脚立位では 5 秒以下，開眼片脚立位 20 秒以下で転倒リスクが高まる．

6）30-sec chair stand test（CS-30）：30 秒椅子立ち上がりテスト

Jones（1990）らによって考案された 30 秒の間に椅子から立ち上がる回数を測定する簡便な下肢筋力評価として使用されている．地域在住高齢者では，14.5 回未満で転倒リスクがある[5]．

3. Short Physical Performance Battery（SPPB）について

SPPB はバランス機能，歩行速度，筋力・パワーの 3 課題で，高齢者[6] や虚弱者の身体機能の評価，死亡リスクの増大[7] や ADL の低下[8,9] の予測因子として国際的にも広く使用されている 図1．

1）バランス能力

閉脚立位，セミタンデム，タンデムの順に評価を行う．

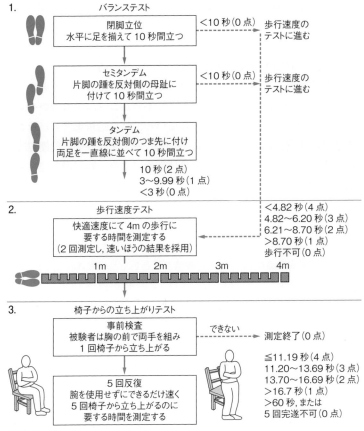

1. バランステスト

閉脚立位
水平に足を揃えて 10 秒間立つ
→ <10 秒(0 点) → 歩行速度のテストに進む

セミタンデム
片脚の踵を反対側の母趾に付けて 10 秒間立つ
→ <10 秒(0 点) → 歩行速度のテストに進む

タンデム
片脚の踵を反対側のつま先に付け両足を一直線に並べて 10 秒間立つ
10 秒(2 点)
3〜9.99 秒(1 点)
<3 秒(0 点)

2. 歩行速度テスト

快適速度にて 4m の歩行に要する時間を測定する
(2 回測定し, 速いほうの結果を採用)
<4.82 秒(4 点)
4.82〜6.20 秒(3 点)
6.21〜8.70 秒(2 点)
>8.70 秒(1 点)
歩行不可(0 点)

1m　2m　3m　4m

3. 椅子からの立ち上がりテスト

事前検査
被験者は胸の前で両手を組み 1 回椅子から立ち上がる
→ できない → 測定終了(0 点)

5 回反復
腕を使用せずにできるだけ速く 5 回椅子から立ち上がるのに要する時間を測定する
≦11.19 秒(4 点)
11.20〜13.69 秒(3 点)
13.70〜16.69 秒(2 点)
>16.7 秒(1 点)
>60 秒, または
5 回完遂不可(0 点)

図1 SPPB

(Guralnik JM, et al. J Gerontol, 1994; 49: M85-94)

2) 歩行時間

快適な歩行で 4m に要した時間を測定する.

3) 5 回立ち上がりテスト

できるだけ早く 5 回椅子から立ち上がるのに要した時間を測定する.

評価: SPPB の合計は 12 点満点で, 点 0~3 を重度制限, 4~6 を中等度制限, 7~9 を軽度制限に分類する. 透析患者の SPPB の低下は転倒リスクを予測する有用な指標となる[10].

透析患者に評価する際の注意点

本邦の維持透析患者の平均年齢が上昇し, 透析歴の長い患者も増えている. 運動機能が低下しフレイルやサルコペニアも伴いやすく, 歩行能力やバランス能力が低下している. 特に透析患者のバランス機能は同年代の約 7 割に低下している. そこで, 評価は簡便で安全な検査が推奨される. 定期的な身体評価により, 転倒の危険性も判断し転倒予防にもつながることになる.

One point Advice 　6 分間歩行テスト前の声のかけ方で, 結果が違ってきます. 「できるだけ長く歩いて下さい」というよりも, 「できるだけ速く歩いてください」と説明すると 52.7 m 歩行距離が延長したと報告されており, できるだけ速く歩くように声かけを統一することが推奨されています.

Memo 　透析患者は, 約 6% が下肢切断となっていますが, 日本は 2% 弱です. 切断した透析患者は, 切断していない患者に比べ死亡リスクは 1.5 倍となっています. 歩行獲得には義足歩行が必要です. 透析患者の切断端は容量変化が大きく皮膚も弱いためソケットの適合に工夫が必要となります. 下腿切断と大腿切断, 両下肢切断でも適切な義足が処方され, 筋力が維持できれば歩行も可能となります. 近年ではコンピュータ制御の義足も使用されることも多く, 歩行獲得を諦めずにリハビリテーション治療に取り組んでいただきたいです.

Topics　運動が身体に有用であることは自明の理ですが，筋力が低下し動作困難な透析患者に有用な方法として，全身振動刺激を 12 週間施行することで，身体機能が改善した報告があります[11]．また，下肢筋力低下がみられる透析患者に，電気刺激（EMS）使用により，下肢筋力が増加したことも報告されており，運動が困難な透析患者にも筋力アップや ADL アップを図る治療も提供できます．

文献
1) ATS Statement: Guidelines for the six-minute walk test. Am J Respir Crit Care Med. 2002; 166: 111-7.

2) Forman DE, Fleg JL, Kitzman DW, et al. 6-min walk test provides prognostic utility comparable to cardiopulmonary exercise testing in ambulatory outpatients with systolic heart failure. J Am Coll Cardiol. 2012; 60: 2653-61.

3) Singh SJ, Puhan MA, Andrianopoulos V, et al. An official systematic review of the European Respiratory Society/American Thoracic Society: measurement properties of field walking tests in chronic respiratory disease. Eur Respir J. 2014; 44: 1447-78.

4) Badke MB, Shea TA, Miedaner JA, et al. Outcomes after rehabilitation for adults with balance dysfunction. Archives of physical medicine and rehabilitation. 2004; 85: 227-33.

5) 川端悠士. 地域在住高齢者における転倒予測テストとしての CS-30 の有用性. 理学療法学. 2008; 23: 441-5.

6) Working Group on Functional Outcome Measures for Clinical Trials: Functional outcomes for clinical trials in frail older persons: time to be moving. J Gerontol A Biol Sci Med Sci. 2008; 63: 160-4.

7) Ostir GV, Kuo YF, Berges IM, et al. Measures of lower body function and risk of mortality over 7 years of follow-up. Am J Epidemiol. 2007; 166: 599-605.

8) Guralnik JM, Ferrucci L, Simonsick EM, et al. Lowerextremity function in persons over the age of 70 years as a predictor of subsequent disability. N Engl J Med. 1995; 332: 556-61.

9) Wennie Huang WN, Perera S, VanSwearingen J, et al. Performance measures predict onset of activity of daily living difficulty in community-dwelling older adults. J Am Geriatr Soc. 2010; 58: 844-52.

10) Liu X, Chen S, Liu C, et al. Novel risk-factor analysis and risk-evaluation model of falls in patients receiving maintenance hemodialysis. Ren Fail. 2023; 45: 2182608.

11) Seefried L, Genest F, Luksche N, et al. Efficacy and safety of whole body vibration in maintenance hemodialysis patients -A pilot study. J Musculoskelet Neuronal Interact. 2017; 17: 268-74.

〈山内克哉〉

Ⅱ．運動・生活能力評価

3 透析患者の筋力はどう評価すればよいですか？

Answer

1. 血液透析患者の筋力は定期的に評価し，その低下を是正する必要がある．
2. 上肢筋力の指標には握力，下肢筋力には等尺性膝伸展筋力を用いる．
3. 握力の低下は男性 28kg 未満，女性 18kg 未満，等尺性膝伸展筋力の低下は 40% dry weight 未満で判断できる．

1. 筋力を評価し，その低下を是正することが必要

　　筋力とは，あらゆる活動・運動の基本的な要素であり，複数の筋肉が収縮することで生じる力のことを指す．この力を利用することで，我々は座る，立つ，歩くなどの様々な日常生活動作を行うことができる．血液透析患者の筋力は身体不活動・運動不足，ビタミンDの活性化障害，インスリン抵抗性，慢性低栄養，蛋白質摂取量の低下などの理由で著しく低下することが知られている[1]．上肢あるいは全身の筋力を反映する握力は the Asian Working Group for Sarcopenia（AWGS）が定めたサルコペニアの診断基準[2] のみならず，フレイルを判定する際に用いるJ-CHS（Cardiovascular Health Study）基準[3] にも採用されている．また，下肢の筋力を反映する等尺性膝伸展筋力は主に立つ，歩くといった基本的動作の遂行に直結する重要な評価項目といえる．筋力の低下は血液透析患者の大部分に認められ，身体機能低下，身体不活動および日常生活動作の制限と関連するだけでなく，生命予後の悪化とも関連することが報告されている[4]．一方，血液透析患者の筋力低下は運動療法によって改善することも明らかにされている．血液透析患者を対象に

運動療法を実施した無作為化あるいは準無作為化比較試験の系統的レビュー・メタ解析では，上肢筋力および下肢筋力ともに有意な改善が認められている[5]．

　　筋力は血液透析患者が日常生活活動を遂行するうえで重要な要素であるとともに，治療可能なアウトカムである．そのため，年あるいは半年に一度，定期的に血液透析患者の筋力を評価し，その低下の是正に努める必要がある．

2. 筋力の測定方法

　　筋力の代表的な指標である握力および等尺性膝伸展筋力の測定方法について紹介する．なお，5回椅子立ち上がり時間は筋力の指標として扱われることもあるが，身体機能の指標として扱うのが一般的であるため，ここでは割愛する．

1）握力

　　握力の測定にはスメドレー式の握力計を用いる．対象者は立位になり，握力計の指針が外側になるように握る．その際，人差し指の第2関節がほぼ直角になるように握りの幅を調節する．両足を左右自然に開き，両腕も自然に下げ，握力計が身体に触れないようにして，3秒間力いっぱい握りしめる．右左交互に2回ずつ実施し，その最大値を採用する．また，立位での測定が困難な場合には，座位で測定することも推奨されている 図1．シャント側の測定は特に禁忌事項ではなく，実施可能である．ただ，日常生活においてシャント側の使用頻度は減少することから，筋力の低下をきたしやすい．測定結果に影響を及ぼす利き手・非利き手およびシャント側・非シャント側の情報は評価・測定用紙に正確に記載しておくことが重要である．また，長期透析に伴う手根管症候群などで手掌にしびれ・痛み，ばね指などの症状が認められる場合，上記の測定方法を基本にして，患者特性に合わせて修正することが望ましい．測定上の注意点として，握力は最大努力にて測定することから，過度な血圧上昇を引き起こす可能性がある．そのため，測定前には血圧の測定を

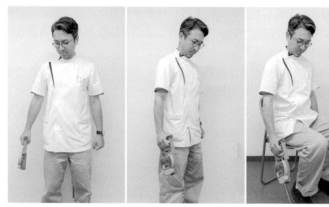

図1 握力の測定風景

実施することと，測定中には呼気を意識させることで過度な血圧上昇を予防することも推奨される．

2) 等尺性膝伸展筋力

　等尺性膝伸展筋力の測定にはハンドヘルドダイナモメーターを用いる．対象者は検査台上端座位になり，膝関節 90°屈曲位にする．両上肢は臀部の横につき，外果（外側のくるぶし）の二横指上方にハンドヘルドダイナモメーターのアタッチメントを専用ベルトで固定した後，対象者には膝を伸展方向へ 5 秒間力いっぱい伸ばすよう指示する．図2 はその測定風景である．アタッチメントの接地面および大腿後面に痛みが生じる場合，薄いタオルをはさみ，痛みの緩和に努める．測定者は対象者に対して，臀部を浮かせる，上体を反らせるなどの代償運動を起こさないよう注意喚起するとともに，代償運動の確認を行う．測定は左右 2 回ずつ行い，左右最大の平均値を採用する．また，体格の影響を考慮する場合には，実測値（kgf）をドライウェイトで除した体重比（% dry weight）を用いる．測定上の注意点として，握力と同様に等尺性膝伸展筋力は最大努力にて測定することから，過度な血圧上昇を引き起こさないよう配慮する．

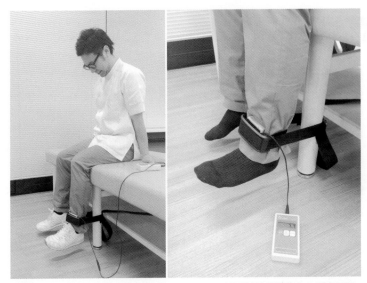

図2 ハンドヘルドダイナモメーターを使用した等尺性膝伸展筋力の測定風景

3. 筋力の評価結果の解釈および管理目標値

　握力は全身の筋力や栄養状態を反映する指標であり，男性 28kg 未満，女性 18kg 未満の場合に筋力低下ありと判定することができる[2]．また，等尺性膝伸展筋力は前述した通り，体格の影響を考慮した% dry weight で判定を行うことが一般的であり，40% dry weight 未満の場合に低下ありと判定することができる[4]．自立歩行可能な外来血液透析患者を対象にした我々の検討において，対象者の約半数に等尺性膝伸展筋力の低下を認めた．さらに，等尺性膝伸展筋力の低下を認めた者はそうでない者と比較して，死亡リスクが 2.7 倍高いことが明らかにされた[4]．

Topics 血液透析患者の筋 "量" を増やすことは栄養療法や高負荷での運動療法を必要とし，エビデンスとしても乏しいのが現状です．一方で，握力や等尺性膝伸展筋力に代表される筋 "力" は運動療法を行うことで改善することが明らかにされています．加えて，血液透析患者の日常生活動作への影響度は，筋量よりも筋力の方が強いこともわかっていますし，生命予後への影響度も筋量より筋力の方が強いと考えられています[6,7]．

One point Advice 治療反応性の良さ，アウトカムへの影響度の強さから，透析患者に対する日々の診療の中で筋力を評価することが重要だと言えます．握力は測定のしやすさから導入しやすい項目と言えます．一方で，等尺性膝伸展筋力は測定することへの慣れは必要ですが，立つ・歩くといった移動に代表される基本的な日常生活動作を遂行するために不可欠です．

文献

1) Matsuzawa R. Renal rehabilitation as a management strategy for physical frailty in CKD. Renal Replacement Therapy. 2022; 8: 3.

2) Chen LK, Woo J, Assantachai P, et al. Asian Working Group for Sarcopenia: 2019 Consensus Update on Sarcopenia Diagnosis and Treatment. J Am Med Dir Assoc. 2020; 21: 300-7.

3) Satake S, Arai H. The revised Japanese version of the Cardiovascular Health Study criteria (revised J-CHS criteria). Geriatr Gerontol Int. 2020; 20: 992-3.

4) Matsuzawa R, Matsunaga A, Wang G, et al. Relationship between lower extremity muscle strength and all-cause mortality in Japanese patients undergoing dialysis. Phys Ther. 2014; 94: 947-56.

5) Bernier-Jean A, Beruni NA, Bondonno NP, et al. Exercise training for adults undergoing maintenance dialysis. Cochrane Database Syst Rev. 2022; 1: CD014653.

6) Chen X, Han P, Zhang K, et al. Physical performance and muscle strength rather than muscle mass are predictor of all-cause mortality in hemodialysis patients. Front Public Health. 2023; 11: 1087248.

7) Isoyama N, Qureshi AR, Avesani CM, et al. Comparative associations of muscle mass and muscle strength with mortality in dialysis patients. Clin J Am Soc Nephrol. 2014; 9: 1720-8.

〈松沢良太〉

II. 運動・生活能力評価

透析患者の骨格筋量はどう評価すればよいですか?

Answer

1. 透析患者のサルコペニア診断において骨格筋量を測定することは重要である.
2. 骨格筋量の推定には,CT・MRI,DXA法・BIA法,クレアチニンインデックスあるいは下腿周囲長が用いられる.
3. 骨格筋量に加えて身体機能の定期評価が重要である.

1. 透析患者におけるサルコペニアと骨格筋量の測定

　透析患者は慢性的な低栄養の遷延,透析治療に伴うアミノ酸の喪失,慢性炎症,インスリン抵抗性,代謝性アシドーシス,異化亢進/同化抵抗性,度重なる入院イベントおよび多疾患併存といった環境に常に曝露されている.加えて,本邦の透析人口の平均年齢は68.8歳,60歳以上の患者割合は78.1%と報告されており,他国に比べても高齢化が顕著に認められる.こうした背景を有する透析患者は骨格筋量の減少に特徴づけられるサルコペニア発症のリスクがきわめて高い状態といえる.系統的レビュー・メタ解析によれば,血液透析患者のサルコペニア罹患率は28.5%と報告されており[1],地域在住高齢者に比べて明らかに高い.サルコペニアは透析患者の日常生活活動を制限するだけでなく,QOLの低下や生命予後の悪化と強く関連することが報告されており,透析患者のサルコペニアを日常診療の中で適切に管理していく必要がある.

　The Asian Working Group for Sarcopenia (AWGS) はアジア人の体格,生活様式および文化的背景に適応させた診断基準を発表した[2].AWGSの診断基準では,骨格筋量の低下に加えて,筋力あるいは身体機能の低下を認めた場合にサルコペニアありと診断で

きる．つまり，サルコペニア診断において骨格筋量の測定は必須事
項ということである．では次に骨格筋量の測定法について紹介した
い．

2. 骨格筋量の測定法

CT・MRI は骨格筋量を測定するゴールドスタンダードな方法で
ある．しかしながら，CT・MRI は費用面，可搬性および人員確保
の観点から，通常臨床においては骨格筋量の測定のためだけに用い
ることはない．AWGS の診断基準に採用されているバイオインピ
ーダンス（bioelectrical impedance analysis: BIA）法や二重エ
ネルギー X 線吸収測定（Dual-energy X-ray absorptiometry：
DXA）法，また，簡易的な方法として超音波検査，血液検査値から
算出されるクレアチニンインデックスあるいは下腿周囲長が透析患
者の通常臨床で用いられている．

1）DXA 法・BIA 法

DXA 法と BIA 法は，AWGS と the European Working Group
on Sarcopenia in Older People 2（EWGSOP 2）[3] においてサルコ
ペニアの診断基準に採用されている骨格筋量を測定する確立した
方法である．DXA 法は可搬性に乏しいものの一部の臨床家と研究
者に好まれている．一方で BIA 法は可搬性に優れ，また CT・MRI
および DXA 法に比べて安価であることから，通常臨床ではよく用
いられている．ただ，透析前や週の前半の体水分率の高い体内環境
で測定を実施すると骨格筋量が過大評価されるおそれがある．その
ため，BIA 法を用いる場合には，測定条件を，週の前半は避けて透
析後に実施する，といった配慮が必要である．DXA 法・BIA 法か
ら得られた四肢の骨格筋量を身長の 2 乗で除した skeletal muscle
mass index（SMI）を算出し，骨格筋量の指標に用いる．AWGS
の基準における骨格筋量低下のカットオフ値は，男性 7.0kg/m^2 未
満，女性 5.7kg/m^2（DXA 法では 5.4kg/m^2）未満とされている[2]．

2) 超音波検査

　超音波検査を用いて，大腿部の筋の厚さや横断面積を骨格筋量の指標にすることも可能である[4]．超音波診断装置は各透析施設に設置されているだけでなく，可搬性が高いことから透析中に実施することができ，通常診療に用いられやすいといえる．我々は透析患者を対象に超音波診断装置を用いて大腿直筋（遠位 3/4 の位置）の横断面積を算出し，骨格筋量低下を判別できるか否かについて検証した[5]．その結果，大腿直筋の横断面積と BIA 法にて得られた SMI との間には有意な関連が認められ，骨格筋量低下を示すカットオフ値は男性 $1.88cm^2$，女性 $1.43cm^2$ と同定された．また，大腿直筋の横断面積は握力，歩行速度，椅子からの立ち座り能力および包括的な身体機能指標である SPPB とも強い関連が認められている．ただし，超音波検査には一定の技術が必要となるため，検査者間の信頼性には課題が残っている．

3) クレアチニンインデックス

　厄介なことにサルコペニアは透析患者本人が自覚していないケースも少なくないため，介入の開始時期が遅れ，あっという間に日常生活活動の制限が生じていることがよくある．サルコペニアに対する早期介入を実現するためにも，通常診療の中で簡便に実施できて，かつ定量的なサルコペニアのスクリーニング指標の開発が求められている．近年，血清クレアチニン値に着目した新たな尺度に注目が集まっている．クレアチニンは筋肉の代謝産物であることから，年齢，性別および透析効率の影響を調整すれば，筋肉量や筋活動（筋機能や身体機能の近似）を反映する可能性がある．先行研究によれば，血清クレアチニン値，年齢，性別および透析効率を用いて，以下の式からクレアチニンインデックスを算出することができ，これは透析患者の骨格筋量や筋力と関連することが報告されている[6,7]．

　クレアチニンインデックス（mg/kg/d）＝16.21＋1.12×（男，1；女, 0）－0.06×年齢（歳）－0.08×single-pool Kt/V＋0.009

　　×血清クレアチニン値（mmol/L）

　我々は，クレアチニンインデックスを用いて血液透析患者のサルコペニアの判別を試みたところ，中等度のサルコペニア判別能を示した 図1 [8]．血清クレアチニン値は定期採血に含まれている一般的

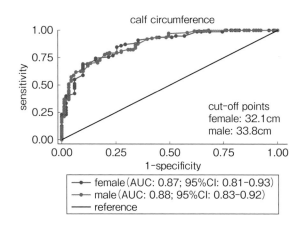

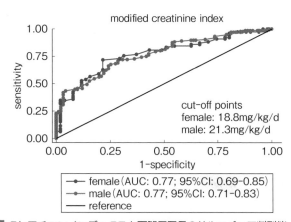

図1 クレアチニンインデックスと下腿周囲長のサルコペニア判別能
（Kakita D, et al. J Cachexia Sarcopenia Muscle. 2022; 13: 2898-907[8])より抜粋）

な項目であり，客観的な尺度であることから，臨床において実行可能性が高い指標といえる．ただし，残腎機能の高い患者では，血中のクレアチニンが尿排泄されるため，クレアチニンインデックスでのサルコペニア判別能は低下し，骨格筋量の過小評価につながるため，注意が必要である．

4) 下腿周囲長

　サルコペニアのスクリーニング指標として，下腿周囲長は有用である．AWGS はサルコペニアのスクリーニングとして，下腿周囲長の測定を推奨しており，男性 34cm 未満，女性 33cm 未満をカットオフ値として提示している[2]．また，血液透析患者を対象に下腿周囲長とサルコペニアの関係を検証したところ，下腿周囲長のサルコペニア判別能はきわめて高いことが明らかにされた 図1．下腿周囲長は 図2 に示す通り，安静臥位で膝を 90 度屈曲位になるようにし，下腿の最大膨隆部にて測定を行うものである[8]．また，椅子座位での測定もよく用いられている．ただ，下腿浮腫が著明な患者に対しては，下腿周囲長が筋肉量を反映しない可能性がある．

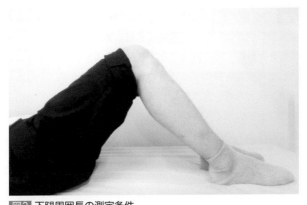

図2 下腿周囲長の測定条件
（Kakita D, et al. J Cachexia Sarcopenia Muscle. 2022; 13: 2898-907[8]）
より抜粋）

3. 身体機能評価の重要性

　　骨格筋量を評価することはサルコペニア診断において必須事項であるだけでなく，様々な臨床アウトカムとの関連が報告されている．そのため，通常臨床の一環として骨格筋量を統一した方法でモニタリングすることは重要である．本稿ではいくつかの骨格筋量の推定・測定方法を提示することができた．各透析施設にて実現可能で継続可能な方法を模索してほしい．また，骨格筋量の評価に加えて，筋力や歩行能力といった日常生活に直結する身体機能の評価も定期的に実施することが血液透析患者の全身状態を守るうえでは必要である．

Memo　骨格筋量，筋力および身体機能は半年あるいは1年に1回程度の頻度で評価することが推奨されています．また，透析患者の全身状態は入院イベントを経験する毎に悪化することが明らかにされていますので，入院イベントの直後には臨時で評価を実施することをおすすめします．

Topics　　クレアチニンは筋の代謝産物ですが，尿排泄のある高齢者にとって血清クレアチニン値は腎機能の指標として用いられます．近年，筋代謝の影響を受けにくく，腎糸球体を通過できるシスタチンCという物質を指標にして腎機能を評価することがしばしばあります．そのため，血清クレアチニン値と血清シスタチンC値の両方を用いることで骨格筋量の推定が可能になっています[9]．今後，地域在住高齢者の外来診療や健康診断などの場面における活用が期待されます．

One point Advice　　定量的な方法を用いて，血液透析患者の骨格筋量を定期的にモニタリングすることが重要です．経年的な骨格筋量低下を認める場合には，運動療法の実施を検討する必要があります．現状において，運動療法

が透析患者の骨格筋量を改善する十分なエビデンスはありません．ただ，運動療法がサルコペニアの構成要素である筋力や身体機能を改善することは明らかにされており，腎臓リハビリテーションガイドラインにおいても透析患者に対する運動療法は強く推奨されています[10]．

文献

1) Shu X, Lin T, Wang H, et al. Diagnosis, prevalence, and mortality of sarcopenia in dialysis patients: a systematic review and meta-analysis. J Cachexia Sarcopenia Muscle. 2022; 13: 145-58.

2) Chen LK, Woo J, Assantachai P, et al. Asian Working Group for Sarcopenia: 2019 Consensus Update on Sarcopenia Diagnosis and Treatment. J Am Med Dir Assoc. 2020; 21: 300-7.

3) Cruz-Jentoft AJ, Bahat G, Bauer J, et al, Writing Group for the European Working Group on Sarcopenia in Older People 2 (EWGSOP 2), and the Extended Group for EWGSOP 2. Sarcopenia: revised European consensus on definition and diagnosis. Age Ageing. 2019; 48: 16-31.

4) Kara M, Kaymak B, Frontera W, et al. Diagnosing sarcopenia: Functional perspectives and a new algorithm from the ISarcoPRM. J Rehabil Med. 2021; 53: jrm00209.

5) Matsuzawa R, Yamamoto S, Suzuki Y, et al. The clinical applicability of ultrasound technique for diagnosis of sarcopenia in hemodialysis patients. Clin Nutr. 2021; 40: 1161-7.

6) Canaud B, Granger Vallee A, Molinari N, et al. Creatinine index as a surrogate of lean body mass derived from urea Kt/V, pre-dialysis serum levels and anthropometric characteristics of haemodialysis patients. PLoS One. 2014; 9: e93286.

7) Canaud B, Ye X, Usvyat L, et al. Clinical and predictive value of simplified creatinine index used as muscle mass surrogate in end-stage kidney disease haemodialysis patients-results from the international MONitoring Dialysis Outcome initiative. Nephrol Dial Transplant. 2020; 35: 2161-71.

8) Kakita D, Matsuzawa R, Yamamoto S, et al. Simplified discriminant parameters for sarcopenia among patients undergoing haemodialysis. J Cachexia Sarcopenia Muscle. 2022; 13: 2898-907.

9) Ballew SH, Zhou L, Surapaneni A, et al. A novel creatinine muscle index based on creatinine filtration: Associations with frailty and mortality. J Am Soc Nephrol. 2023; 34: 495-504.

10) Yamagata K, Hoshino J, Sugiyama H, et al. Clinical practice guideline for renal rehabilitation: systematic reviews and recommendations of exercise therapies in patients with kidney diseases. Renal Replacement Therapy. 2019; 5.

〈松沢良太〉

II. 運動・生活能力評価

Question 5

透析患者の心肺機能はどう評価するのが よいですか？

Answer

1. 心肺機能の客観的な指標は CPX で評価される peak $\dot{V}O_2$ である.
2. 腎機能低下と共に peak $\dot{V}O_2$ は低下し，透析患者では身体フレイルのない患者でも潜在的に高度な低下を示す.
3. 本邦ではサイクルエルゴメーターを用いた症候限界性の CPX が広く実施されている.
4. CPX は最大負荷試験であることから，循環動態の安定した非透析日の実施が最も推奨される.
5. CPX により測定される AT は，有酸素運動の運動強度の処方に利用される.
6. CPX が実施できない場合は，6MWT などのフィールドテストで心肺機能を推定する.

1. 心肺機能評価のゴールドスタンダードは心肺運動負荷試験

　心肺機能の最も客観的な指標は，心肺運動負荷試験（cardiopulmonary exercise test：CPX）から得られる最高酸素摂取量（peak oxygen uptake：peak $\dot{V}O_2$）である．最大運動負荷試験によって得られる指標であり，運動耐容能の指標とされる．CPX は peak $\dot{V}O_2$ の評価だけでなく，運動処方に使用される嫌気性代謝閾値（anaerobic threshold：AT）や心機能，呼吸機能，骨格筋，自律神経に関連した各種パラメーターを得ることができ，虚血性心疾患診断の非侵襲的検査としても利用される．peak $\dot{V}O_2$ は一次予防集団や心疾患患者における生命予後の最大指標とされ[1]，透析患者においても生命予後と強く関連する[2]．一方で，CPX は高価な機器や一定の専門的な知識や経験を要することから，実施できない施設に

おいては 6 分間歩行試験（six-minute walk test：6MWT）などのフィールドテストを用いて心肺機能を推定する.

2. 透析患者の運動耐容能の特徴

慢性腎臓病患者（chronic kidney disease：CKD）では，腎機能の低下とともに peak $\dot{V}O_2$ も低下し，その低下には骨格筋酸素利用能の障害が最も影響し，次いで心拍予備能や 1 回拍出量の低下が影響することが知られている[3].CKD 患者の運動耐容能低下を判別する peak $\dot{V}O_2$ の基準値は 17.5mL/kg/min とされている[4].本邦高齢透析患者では，心疾患や身体的フレイルのない活発な患者においてもこの基準値を大きく下回り，peak $\dot{V}O_2$ は潜在的に低下を認めることが報告されている[5].peak $\dot{V}O_2$ は透析集団の全病期にわたるリスクの層別指標として有用であり，CPX が実施可能な患者においては広く実施することが推奨される.

3. 心肺運動負荷試験の実際

1）基本的な検査の実施法

CPX では，サイクルエルゴメーターやトレッドミルによる運動中に呼気ガス分析装置や心電計，血圧計を装着し，これらのデータをリアルタイムにモニタリングする 図1, 2.本邦の臨床では主にサイクルエルゴメーター用いられることが多く，直線的漸増負荷法（Ramp 負荷法）による症候限界性の最大負荷試験によって peak $\dot{V}O_2$ が測定される.検査時の運動時間（漸増負荷開始～負荷終了まで）は平均で 8 分程度となるように個々の患者の体力に応じて漸増負荷プロトコルを調整する.検査中は一定速度でサイクルエルゴメーターを漕ぐ必要があり，高度に日常生活動作が障害された患者は検査の適応にはならない.表1 は運動負荷試験の禁忌を示す[6].透析患者においても，この基準を順守すれば安全に検査が実施可能である.表2 には運動負荷の中止基準を示す[4].基準に該当する虚血性心疾患や不整脈などの所見を示さない限りは，目標心拍数への到

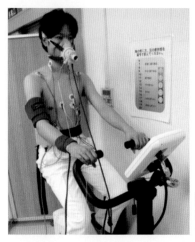

図1 検査時に装着する測定機器
呼気ガス分析のマスク，心電計，血圧計，
インピーダンス式心拍出量計を装着

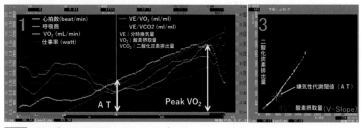

図2 呼気ガス分析装置のトレンドグラフ
右図は V-slope 法による AT の決定法．有酸素代謝では酸素摂取量（$\dot{V}O_2$）と二酸化炭素排出量（$\dot{V}CO_2$）の割合は 1：1 となるためグラフの傾きは 45°となる．AT を超えると無酸素代謝により産生された乳酸の緩衝作用により CO_2 が産生されるため，$\dot{V}CO_2$ が増加しグラフは急峻となる．

達，または強い疲労感や息切れなどの自覚症状により運動負荷プロトコル完了と見なす．一般に，目標心拍数は年齢別予測最大心拍数（220−年齢）の 80〜90％に設定をするが，透析患者では下限値の 80％に設定をすることが望ましい．

JCOPY 498-22496

表1 運動負荷試験の禁忌

絶対的禁忌
1. 2日以内の急性心筋梗塞
2. 内科治療により安定していない不安定狭心症
3. 自覚症状または血行動態異常の原因となるコントロール不良の不整脈
4. 症候性の重症大動脈弁狭窄症
5. コントロール不良の症候性心不全
6. 急性の肺塞栓または肺梗塞
7. 急性の心筋炎または心膜炎
8. 急性大動脈解離
9. 意思疎通の行えない精神疾患

相対的禁忌
1. 左冠動脈主幹部の狭窄
2. 中等度の狭窄性弁膜症
3. 電解質異常
4. 重症高血圧 *
5. 頻脈性不整脈または徐脈性不整脈
6. 肥大型心筋症またはその他の流出路狭窄
7. 運動負荷が十分行えないような精神的または身体的障害
8. 高度房室ブロック

*原則として収縮期血圧>200mmHg，または拡張期血圧>110mmHg，あるいはその両方とすることが推奨されている.

表2 運動負荷の中止基準

1. 症状	狭心痛，呼吸困難，失神，めまい，ふらつき，下肢疼痛（跛行）
2. 徴候	チアノーゼ，顔面蒼白，冷汗，運動失調
3. 血圧	収縮期血圧の上昇不良ないし進行性低下，異常な血圧上昇（225mmHg 以上）
4. 心電図	明らかな虚血性 ST-T 変化，調律異常（著明な頻脈ないし徐脈，心室頻拍，頻発する不整脈，心房細動，R on T，心室期外収縮など），Ⅱ〜Ⅲ度の房室ブロック

2）測定値解釈の注意点と他の呼気ガス指標

　高齢透析患者では，一般の高齢集団と比較して身体的フレイルを高頻度に呈する[7]．身体機能が低下した患者では下肢の筋疲労がエンドポイントになり検査の運動プロトコルが比較的早期に終了となるケースが多い．このような場合，生理的な心臓・肺の予備能を過

小評価してしまうことがある．本来 peak $\dot{V}O_2$ 測定のためには CPX 終了時の呼吸商（消費した酸素量と排出した二酸化炭素量の比）が 1.10 以上，または呼吸性代償開始点（運動による代謝性アシドーシスを二酸化炭素排泄増加により呼吸性代償しようとする開始点で，運動強度が生理的に最大レベル近くまで達したことを示す指標）に到達していることが望ましい．

心肺予備能の過小評価が疑われる場合には，漸増負荷運動中の有酸素代謝に無酸素代謝が加わり始める点の酸素摂取量である AT を運動耐容能の指標として参考にすると有用である 図2 ．さらに，運動強度が最大負荷や AT に到達していなくても取得できる二酸化炭素換気当量 ($\dot{V}E/\dot{V}CO_2$ slope) の傾きは換気効率の指標であり，運動中の肺機能や心拍出量をよく反映する[8]．AT も $\dot{V}E/\dot{V}CO_2$ slope も peak $\dot{V}O_2$ とよく相関し，生命予後とも関連することが明らかである．各指標の透析患者におけるハイリスク患者を判別する基準値は，以下を参考にするとよい[9]．

- peak $\dot{V}O_2$：<14mL/kg/min（β遮断薬服用例：<12mL/kg/min）
- AT：9mL/kg/min
- $\dot{V}E/\dot{V}CO_2$ slope：>36
- 最高収縮期血圧：<120mmHg

4. 心肺運動負荷試験は非透析日の実施が推奨される

透析患者では，CPX を実施するタイミングにも留意が必要である．透析後は循環動態が不安定になりやすく，透析治療に伴う倦怠感や疲労感も強いことが多いため，症候限界性の最大運動負荷試験は実質的に困難と考えられる．一方で，透析直前は尿毒症，電解質異常，体液量増加に伴う潜在的な心不全，および低重炭酸イオン血症による代謝性アシドーシスなどが少なからず存在する．特に，前回の透析治療日より中 2 日経過した透析前は，極力避けた方が良いと思われる．したがって，非透析日の検査の実施が最も推奨される．

しかしながら，水分摂取量などが良好にコントロールされた安定患者であれば，前回の透析治療より中1日の透析直前については，検査の実施は可能である．また，古い報告ではあるが，透析前に運動負荷試験を実施した報告によると，透析直前は代謝性アシドーシスの状態にあり，運動負荷試験終了直後にはpHが低下し一時的にアシデミアが生じるものの，運動終了後は緩やかに回復することが確認されている[10]．この時代と比較すると，現在は透析治療中に透析液より重炭酸イオンが補完されており，透析治療自体も進歩しているため，よりアシドーシスなどのリスクは低減されているものと推察される．実際に筆者らの施設においても，中1日の透析直前でも大部分の患者は血清重炭酸イオン濃度が正常範囲にあることを確認している．

5. 心肺運動負荷試験に基づく有酸素運動処方

　CPXの実施が可能な場合には，その結果を用いた有酸素運動強度の処方が最も推奨される．本邦では，前述のAT 図2 を用いた運動処方が一般的である．ATよりも高い運動強度では，酸素を利用しないエネルギー供給により交感神経の亢進や乳酸蓄積などが生じるため，疾患集団に対する運動処方として適さないことが多い．したがって，ATは有酸素運動の運動強度処方の基準の一つとして広く利用されている．具体的には，CPX中のATポイントの1分前の運動強度（work rate）を処方するのが一般的である．1分前の強度とするのは，運動刺激に対する代謝反応の遅れを考慮するためである．また，同時にAT時の心拍数とBorg scale（13以下）を上限として運動療法を実施することで，安全かつ効果的な有酸素運動が可能となる．ただし，身体的フレイルを有するような高齢患者では，ATレベルでの持続的な運動の実施は困難なことも多い．その場合は，むやみに運動強度を軽減するのではなく，1回の運動時間を短くして適宜休憩をとりながら細切れに実施し，合計運動時間が運動処方の水準となるようにすると効果的である．

6. フィールドテストによる運動耐容能の推定

　CPX が実施できない施設においては，フィールドテストを実施することが望ましい．運動耐容能を推定できるフィールドテストとしては，6MWT が臨床において頻用される．

　6MWT は亜最大運動負荷試験に位置づけられ，peak $\dot{V}O_2$ との高い相関関係が確認されており，予後予測能も peak $\dot{V}O_2$ や $\dot{V}E/\dot{V}CO_2$ slope と同程度である[11]．30m の平地歩行路を最大努力で6分間歩行し，その歩行距離を計測して結果として用いる比較的簡便な検査である．歩行路の距離については 15〜50m の範囲であれば 6MWT の結果に変動がない事が報告されており[12]，環境に応じて歩行路を設定して実施することが可能である．表3 に示した注意点は実施の際に参考にするとよい[12]．6MWT の機能低下を判別するカットオフ値は 300m 未満である[4]．6MWT は，測定結果が意

表3 6 分間歩行試験の実施の注意点

・通常使用している歩行補助具（杖など）を使用してもよい．
・6 分間の間であれば途中で立位または座位で休憩を取ってから歩行を再開しても構わない．
・歩行中は話さず，対象者と一緒に歩かない．
・転倒のリスクがある場合は，すぐ後ろをついていく．
・1 分ごとに経過時間を知らせる．掛け声は試験結果に影響するため，内容を統一する．

表4 6 分間歩行試験の禁忌

絶対禁忌
　　不安定狭心症
　　発症後 1 カ月以内で未治療の心筋梗塞
相対禁忌
　　安静時の頻脈：心拍数＞120 拍 / 分
　　収縮期血圧＞180mmHg
　　拡張気血圧＞100mmHg
　　歩行を制限する関節炎，整形疾患，あるいは神経筋疾患
　　運動中の失神

欲や努力に依存すること，高齢，女性，低身長，肥満例では低値となる傾向がある[13]．6分間歩行試験実施の禁忌を 表4 に示す[12]．一般的な測定の中止理由は，胸痛，耐えられない呼吸困難，脚の痙攣，よろめき，冷汗，蒼白の外見，持続する不整脈である[12]．

文献

1) Myers J, Reakash M, Froelicher V, et al. Exercise capacity and mortality among men referred for exercise testing. N Engl J Med. 2002; 346: 793-801.

2) Sietsema KE, Amato A, Adler SG, et al. Exercise capacity as a predictor of survival among ambulatory patients with end-stage renal disease. Kidney Int. 2004; 65: 719-24.

3) Chinnappa S, Lewis N, Baldo D, et al. Cardiac and noncardiac determinants of exercise capacity in CKD. J Am Soc Nephrol. 2021; 32: 1813-22.

4) 日本腎臓リハビリテーション学会. 腎臓リハビリテーションガイドライン. 東京: 南江堂; 2018.

5) Usui N, Yokoyama M, Nakata J, et al. Association between social frailty as well as early physical dysfunction and exercise intolerance among older patients receiving hemodialysis. Geriatr Gerontol Int. 2021; 21: 664-9.

6) 日本循環器学会, 日本心臓リハビリテーション学会, 編. 心血管疾患におけるリハビリテーションに関するガイドライン. ポケット版. 日本循環器学会／日本心臓リハビリテーション学会合同ガイドライン. 東京: ライフサイエンス出版; 2021.

7) Johansen KL, Delgado C, Kaysen GA, et al. Frailty among patients receiving hemodialysis: evolution of components and associations with mortality. J Gerontol A Biol Sci. 2019; 74: 380-6.

8) Reindl I, Wernecke KD, Opitz C, et al. Impaired ventilatory efficiency in chronic heart failure: possible role of pulmonary vasoconstriction. Am Heart J. 1998; 136: 778-85.

9) Malhotra R, Bakken K, D'Elia E, et al. Cardiopulmonary exercise testing in heart failure. JACC Heart Fail. 2016; 4: 607-16.

10) Latos DL, Strimel D, Drews MH, et al. Acid-base and electrolyte changes following maximal and submaximal exercise in hemodialysis patients. Am J Kidney Dis. 1987; 10: 439-45.

11) Forman DE, Fleg JL, Kiezman DW, et al. 6-min walk test provides prognostic utility comparable to cardiopulmonary exercise testing in ambulatory outpatients with systolic heart failure. J Am Coll Cardiol. 2012; 60: 2653-61.

12) 濱崎伸明, 神谷健太郎, 松永篤彦. 簡便に運動耐容能を評価する. Jpn J Rehabil Med. 2022; 59: 4-11.

13) ATS statement: guidelines for the six-minute walk test. Am J Respir Crit Care Med. 2002; 166: 111-7.

〈臼井直人〉

Ⅱ. 運動・生活能力評価

Question 6

透析患者の日常生活活動（ADL）は どう評価するのがよいですか？

Answer

1. ADL を適切に評価するために，ADL の種類を理解する.
2. 「できる ADL」の評価として Birthel Index（BI）を，「している ADL」の評価として Functional Independence Measure（FIM）を用いる.
3. 手段的 ADL は，患者の生活状況の問診の他，Lawton IADL スケールや老研式活動能力指標で評価する.
4. 患者の生活状況と ADL を幅広く評価する.

1. ADL の種類

　　外来通院中の維持血液透析患者は，脳卒中患者や骨折などの合併症がない場合，一見すると明らかな日常生活活動（activity of daily living: ADL）障害がないように見えるかもしれない. しかしながら，実際は身体機能の低下に伴って移動や階段昇降の動作に困難感を抱える患者が多く[1, 2]，さらに急性疾患に罹患し入院すると，容易に ADL 障害が発生するリスクが高い[3]. ADL 障害は患者の生活の質や家族の介護負担に直結するため，透析患者の ADL を長期的かつ定期的に評価し，透析患者の生活を長くケアする必要がある.

　　「できる ADL」とは，個人が持っている日常生活動作に関する能力を指す. これは特定の環境や状況下でのパフォーマンスを評価するのではなく，理想的な状況や条件下での最大のパフォーマンスや能力を評価する. 一方で，「している ADL」とは，日常生活の中で実際にどれだけの日常生活動作を自立して実行しているかを指す. これは実際の生活環境や状況下でのパフォーマンスを評価するものである. 「できる ADL」が患者の最大限の能力を評価するのに対し，

「している ADL」は能力に関わらず実際の生活の場での ADL を指すため,「できる ADL」と「している ADL」が乖離する場合があり,注意を要する.例えば,透析通院を想定した場合,患者の「できる ADL」は杖歩行であっても,「している ADL」が車椅子である場合があげられる.これらの ADL の違いを理解し,場合や目的によって評価する必要がある.

手段的日常生活動作(instrumental activity of daily living:IADL)とは,ADL が日常生活を送るために必要な「基本的な動作」であるのに対し,個人の自立した社会生活を維持するために必要な,やや複雑な日常の活動を指す.これには,買い物,料理,家事,薬の管理,電話の使用,金銭の管理,交通手段の利用などが含まれる.

2. Birthel Index(BI)と Functional Independence Measure (FIM) によるできる ADL としている ADL の評価

1) Barthel インデックスは,10 の項目の ADL 動作(食事,車椅子とベッド間の移乗,整容,トイレ動作,入浴,歩行,階段昇降,更衣,排便コントロール,排尿コントロール)について,その行動を自立して行えるか,部分的な介助が必要か,完全な介助が必要かの基準で,15 点・10 点・5 点・0 点が与えられる.100 点満点で評価される 表1 .

2) FIM の最大の特徴は,"している ADL",つまり実生活で実行している ADL の状況を評価する点にある.FIM は ADL 動作の可否ではなく,行っているかいないかの観点で評価するため,実際の ADL を明確に捉える有用な指標であると同時に,介助者の介護負担度も表す指標である.FIM は運動項目 13 項目と認知項目 5 項目で構成され,各 1~7 点の 7 段階評価であり,満点が 126 点,最低点が 18 点となる.運動項目はセルフケア,排泄コントロール,移乗,移動,の 4 つに大別され,認知項目はコミュニケーション,社会的認知の 2 つに大別される 表2 .評価の採点は,大きく介助者が必要か否か(自立か否か),介助が必要か否か(監視か要介助か),そ

表1 BI

評価項目	点数	コメント
食事	10	自立，自助具などの装着可，標準的時間内に食べ終わる
	5	部分介助
	0	全介助
車椅子とベッド間の移乗	15	自立，ブレーキ，フットレストの操作も含む
	10	軽度の部分介助または監視を要する
	5	座ることは可能であるがほぼ全介助
	0	全介助または不可能
整容	5	自立
	0	部分介助または不可能
トイレ動作	10	自立
	5	部分介助，体を支える，衣服，後始末に介助を要する
	0	全介助または不可能
入浴	5	自立
	0	部分介助または不可能
歩行	15	45m 以上の歩行，補装具の使用の有無は問わず
	10	45m 以上の介助歩行，歩行器の使用を含む
	5	歩行不能の場合，車椅子にて 45m 以上の操作可能
	0	上記以外
階段昇降	10	自立，手すりなどの使用の有無は問わない
	5	介助または監視を要する
	0	不能
更衣	10	自立，靴，ファスナー，装具の着脱を含む
	5	部分介助，標準的な時間内，半分以上は自立で行える
	0	上記以外
排便コントロール	10	失禁なし，浣腸，坐薬の取り扱いも可能
	5	ときに失禁あり，浣腸，坐薬の取り扱いにに介助を要する者も含む
	0	上記以外
排尿コントロール	10	失禁なし，収尿器の取り扱いも可能
	5	ときに失禁あり，収尿器の取り扱いに介助を要する者も含む
	0	上記以外

表2 FIM

<table>
<tr><th colspan="2"></th><th>評価項目</th><th>コメント</th></tr>
<tr><td rowspan="13">運動項目</td><td rowspan="6">セルフケア</td><td>食事</td><td>適切な食器・道具の使用，食べ物を口に運ぶ動作，咀嚼・嚥下を評価する．食事の下膳・配膳は評価の対象外とする．</td></tr>
<tr><td>整容</td><td>口腔ケア，整髪，手洗い，洗顔，髭剃りまたは化粧の5つの項目を評価する．</td></tr>
<tr><td>清拭</td><td>洗う，すすぐ，乾かす（拭く）で評価する．頭と背中が洗えなくても減点しない．足先を洗っていない場合でも介助をしていないのであれば減点されない．</td></tr>
<tr><td>更衣・上半身</td><td rowspan="2">上肢・下肢装具の着脱も更衣の評価対象となる．</td></tr>
<tr><td>更衣・下半身</td></tr>
<tr><td>トイレ動作</td><td>更衣と陰部の清潔を採点する．</td></tr>
<tr><td rowspan="2">排泄コントロール</td><td>排尿管理</td><td>無尿の場合は7点，失禁ではなく失敗の頻度で採点する．</td></tr>
<tr><td>排便管理</td><td>薬剤を介助なく利用し自立していれば6点，空振りは減点しない．</td></tr>
<tr><td rowspan="3">移乗</td><td>ベッド・椅子・車椅子</td><td rowspan="3">立って移乗する場合は，立ち上がり動作も評価する．</td></tr>
<tr><td>トイレ</td></tr>
<tr><td>浴槽・シャワー</td></tr>
<tr><td rowspan="2">移動</td><td>歩行・車椅子</td><td>移動手段として歩行または車椅子で最も頻繁に行う方法で採点する．</td></tr>
<tr><td>階段</td><td>登りと降りや，時間帯で差がある場合は，低い点を採用する．</td></tr>
<tr><td rowspan="5">認知項目</td><td rowspan="2">コミュニケーション</td><td>理解</td><td>相手の指示や会話が，どのくらい理解しているか，どのくらい介助（配慮）が必要かで採点する．</td></tr>
<tr><td>表出</td><td>自身の言いたいことが，どのくらい伝わっているか，相手が聞き取るためにどのくらい介助（配慮）が必要かで採点する．</td></tr>
<tr><td rowspan="3">社会的認知</td><td>社会的交流</td><td>7〜5点は不慣れな環境で評価，4〜1点は慣れた環境での交流を採点する．</td></tr>
<tr><td>問題解決</td><td>7〜5点は複雑な問題に対して，5〜1点は日常の問題に対して採点する．</td></tr>
<tr><td>記憶</td><td>頻繁に出会う人，毎日の日課，他人からの依頼の3つの課題を覚えているかを採点する．</td></tr>
</table>

して介助が必要な場合は介助量の視点から評価される．各項目ともに7点と6点は自立（介助者不要）であり，7点は「完全自立」，6点は介助者は不要であるが動作の完遂に補助具が必要となる場合や，時間を要す場合，安全性の配慮が必要な場合として「修正自立」と評価される．5点以下は全て介助者が必要な場合であり，5点は介助者の監視が必要であるが介助は不要な「監視または準備」，4点以下は必要な介助量に合わせて，4点が「最小介助」，3点が「中等度介助」，2点が「最大介助」，1点が「全介助」として評価される．

3. 手段的ADL（IADL）の評価

　IADLも患者のQOLに関連するため重要な評価となる．日頃より患者の日常生活の状況を問診にて把握することが重要である．また既存の評価バッテリーとして下記の評価スケールを用いることも有効である．

1）Lawton IADL スケール

　このスケールは，主に高齢者の手段的日常生活動作の能力を評価するために用いられるもので，8項目（電話の利用，買い物，料理，家事，洗濯，移動，薬の管理，金銭の管理）を評価する．各項目は，その活動を自立して行えるか，部分的な支援が必要か，完全な支援が必要か，という基準3～5段階の選択肢の中から選び，その動作が「できる：1点」か「できない：0点」で採点する．

2）老研式活動能力指標

　老研式活動能力指標は，IADL（外出，買い物，食事の用意，金銭管理など），知的活動（新聞や書籍の読解など），社会的役割（社会参加や役割の遂行，コミュニケーション能力など）の3つのカテゴリ，13項の質問について，できる（Yes）またはできない（No）の2択で回答し，合計13点で評価される．

4. 患者の幅広い生活状況とADLの評価の必要性

　近年，SONG-HD（standardized outcomes in nephrology-hemodialysis）において，血液透析におけるアウトカムの標準化の取り組みがなされている[4]．SONG-HD とは，慢性腎臓病患者が血液透析を受ける際の治療成果を評価するための標準化されたアウトカムセットであり，患者，医療従事者，研究者，政策立案者など，関係者全体の意見やニーズを取り入れて，腎臓病の治療やケアにおける最も重要なアウトカムを同定することを目的としている．SONG-HD で設定されたアウトカムとして，疲労（fatigue），心血管疾患（cardiovascular disease），血管アクセス（vascular access），死亡率（mortality）などのコアアウトカムに加えて，就労能力（ability to work），家族や友人への影響（impact on family / friends），移動能力（mobility）などがあげられており，これらは患者の ADL に深く関連するものである．血液透析患者に対するケアでは，従来の医学的な管理に加えて，患者の ADL 評価を含む生活のケアが重要である．

　外来通院中の血液透析患者の ADL 評価では，評価の目的に合わせて，在宅の状況と，透析施設内および透析通院時の状況を分けて評価する必要がある．また非透析日と透析日や，透析前後で ADL 能力が変化する可能性があり，評価の際はどの時点での評価かを明確にしなければならない．

文献
1) Matsufuji S, Shoji T, Lee S, et al. Patient-reported difficulty in activities of daily living and corresponding muscle weakness in elderly patients undergoing haemodialysis. Nephrology (Carlton). 2024 Feb 13.

2) Matsufuji S, Shoji T, Yano Y, et al. Difficulty in activities of daily living and falls in patients undergoing hemodialysis: A cross-sectional study with nondialysis controls. Hemodial Int. 2021 Mar 29.

3) Endo M, Nakamura Y, Murakami T, et al. Rehabilitation improves prognosis and activities of daily living in hemodialysis patients with low activities of daily living. Phys Ther Res. 2017; 20: 9-15.

4) Tong A, Manns B, Hemmelgarn B, et al. SONG-HD Investigators. Establishing core outcome domains in hemodialysis: Report of the Standardized Outcomes in Nephrology-Hemodialysis (SONG-HD) Consensus Workshop. Am J Kidney Dis. 2017; 69: 97-107.

〈矢部広樹〉

Ⅱ. 運動・生活能力評価

透析患者の生活の質（quality of life：QOL）はどのように評価すればよいですか？

1. 透析患者の QOL と腎臓リハビリテーション

　　透析療法は開始すると，腎移植以外は永続的に継続が必要な治療である．透析装置機器の進歩や貧血治療薬の開発により，一部では透析患者の QOL は飛躍的に改善したと考えられている．しかし，透析の長期化や透析患者の高齢化がすすみ，患者のもつ身体的・社会的・精神的問題は様々に変化している．近年，透析治療の目標は延命のみならず，QOL の維持および向上にある[1]．QOL 向上の具体的な対策としては，慢性腎臓病（chronic kidney disease：CKD）の重症化予防，合併症の予防，最適な腎代替療法の選択・準備，治療と仕事の両立支援などが重要といわれている．腎臓リハビリテーションもその一つと考えられる．

　　腎臓リハビリテーションガイドラインが 2018 年に刊行され，早5 年が経過している．また 2022 年より腎臓リハビリテーションが保険収載され，透析患者の生命予後改善に関連していることが文献でも散見されている．ガイドラインでもサルコペニア・フレイルの予防や改善，ADL・QOL の改善，腎機能の改善，透析移行防止のための治療として大きな役割が期待されている[2]．

　　透析療法も腎臓リハビリテーションも最終的な目標は患者の社会復帰である．腎臓リハビリテーションの機会が増えるにしたがい，医療者はその有効性を自覚する機会が増えているが，透析患者一人ひとりはどうであろうか．患者の QOL について，評価可能な方法について，検討させていただきたいと思う．

2. 透析患者の QOL 評価法

　　はじめに QOL は大きくわけて 2 つにわかれる．一つは健康関連

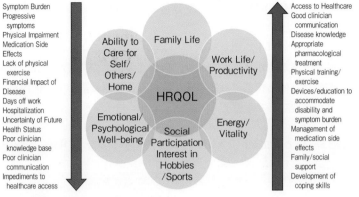

図1 HRQOL の中核構成要素

(Saketkoo LA, et al. Diagnostics（Basel）. 2021; 11: 1089)[5]

右側が HRQOL を増大させる要因，左側が HRQOL を低下させる要因

QOL（health-related QOL: HRQOL）と健康と直接は関連のない QOL（non-health related QOL: NHRQOL）である.

透析療法は患者の HRQOL に影響を与えるといわれており[3]，患者にとって HRQOL や症状などの患者報告アウトカムは，生存率などの臨床アウトカムよりも重要であることが多い[4]. HRQOL は，身体的状態，心理的状態，社会的状態，スピリチュアルな状態，役割機能や全体的 well-being などが含まれる **図1**.

実際に使用されている評価項目として，SF-36, SIP, WHOQOL, EuroQOL/EQ-5D などがある. また疾患特異的尺度として，腎疾患患者の QOL 尺度である KDQOL-8F（kidney disease QOL），糖尿病に関する尺度である PAID（problem area in diabetes survey）などがある.

1）SF-36（MOS Short-Form 36-Item Health Survey）

SF-36 は 1980 年代にアメリカで開発された世界で最も広く使われている自己報告式の健康状態調査票である. 日本を含む 170 カ国以上の言語に翻訳されており，36 項目の質問で構成され，総合評価に加え，8 つの下位尺度ならびに 3 つのサマリースコアの算出が可

能である．HRQOL 評価として健常人でも利用できるように作成されている．

国民標準値［平均値＝50］，［SD＝10］となるようにスコアが換算可能である点が特徴的であり，信頼性妥当性の検証ならびに計量心理的な評価も検証されている．ただし，使用に際しては使用登録申請が必要である 表1a．

表1a SF-36 と下位尺度（日本腎臓リハビリテーション学会，編．腎臓リハビリテーションガイドライン．東京: 南江堂; 2018）

下位尺度名	略号	得点の解釈	
		低い	高い
身体機能 Physical functioning	PF	入浴または着替えなどの活動を自力で行うことが，とても難しい	激しい活動を含むあらゆるタイプの活動を行うことが可能である
日常役割機能（身体） Role physical	RP	過去1カ月間に仕事やふだんの活動をしたときに身体的な理由で問題があった	過去1カ月間に仕事やふだんの活動をしたときに，身体的な理由で問題がなかった
体の痛み Bodily pain	BP	過去1カ月間に非常に激しい体の痛みのためにいつもの仕事が非常にさまたげられた	過去1カ月間に体の痛みはぜんぜんなく，体の痛みのためにいつもの仕事がさまたげられることはぜんぜんなかった
全体的健康感 General health	GH	健康状態がよくなく，徐々に悪くなっていく	健康状態は非常によい
活力 Vitality	VT	過去1カ月間，いつでも疲れを感じ，疲れはてていた	過去1カ月間，いつでも活力にあふれていた
社会生活機能 Social functioning	SF	過去1カ月間に家族，友人，近所の人，その他の仲間とのふだんのつきあいが，身体的あるいは心理的な理由で非常にさまたげられた	過去1カ月間に家族，友人，近所の人，その他の仲間とのふだんのつきあいが，身体的あるいは心理的な理由でさまたげられることはぜんぜんなかった

JCOPY 498-22496

SF-36 は HRQOL を幅広い観点から評価できることに加え，評価手法として妥当性が検証されており，国際的な比較評価が可能な点より使用頻度が増えている．

表1b KDQOL-SF の下位尺度（日本腎臓リハビリテーション学会，編. 腎臓リハビリテーションガイドライン. 東京: 南江堂; 2018）

	下位尺度名	（英語名）	質問項目数
包括的尺度 (SF-36)	身体機能	Physical functioning	10
	日常役割機能（身体）	Role physical	4
	体の痛み	Bodily pain	2
	全体的健康感	General health	5
	活力	Vitality	4
	社会生活機能	Social functioning	2
	日常役割機能（精神）	Role emotional	3
	心の健康	Mental health	5
腎疾患特異的尺度	症状	Symptoms/Problems	12
	腎疾患の日常生活への影響	Effect of kidney disease	8
	腎疾患による負担	Burden of kidney disease	4
	勤労状況	Work status	2
	認知機能	Cognitive function	3
	人とのつきあい	Quality of social interaction	3
	性機能	Sexual function	2
	睡眠	Sleep	4
非健康関連 QOL	ソーシャルサポート	Social support	2
	透析スタッフからの励まし	Dialysis staff encouragement	2
	透析ケアに対する患者満足度	Patient satisfaction	1

2）KDQOL（kidney disease quality of life)-SF

　腎疾患患者の QOL を測定する尺度として開発されたものであり，腎疾患における特異的な 43 項目と包括的 QOL 尺度を含み，QOL を多面的に評価することが可能である．KDQOL-SF は腎疾患特異的尺度 11 項目，包括的尺度 8 項目からなり，それぞれの項目に関して 100 点満点で評価し，スコアが高値であるほど QOL が高いと判定される 表1b ．

　また SF-36 と共通する質問項目の他，腎疾患特異的な質問項目が加えられていることから，透析患者の死亡率ならびに入院の相対的危険度を予測すると報告されている[6]．

3. 透析患者における実態

　CKD 臨床群における症状有病率／重症度，HRQOL データを統合した報告も散見される[4]．CKD 患者は様々な症状（疲労，抑うつ，かゆみ，運動能力の低下，睡眠不足，口渇）が報告されているが，正確な症状負担は病期や治療方法によって異なる．注目すべきは，疲労は保存期群，透析群，移植群のすべての患者群で一般的で重篤な症状であったということである．CKD 患者の QOL は，そうでない人に比べて有意に低く，透析を受けている患者ではもっとも低いという結果であった．一般に，腎臓移植を受けた患者においては，症状が軽く QOL も改善されているものの，CKD でない人に比べれば悪いと報告されている[4]．CKD 患者，特に透析を受けている患者にとっては，症状の負担や生活の質への悪影響は相当なものと考えられている．

　透析患者においては，疼痛が最も重篤な症状であり，次いで疲労，皮膚乾燥，骨・関節痛が QOL 低下につながる症状であった[4]．また年齢別では若年者では自身の疾患への落胆が強いためか，身体的，精神的に日常役割機能の低下を強く自覚していた．

4. 透析患者に用いる際の注意点

　SF-36 や KDQOL-SF といった包括的評価では感度よく効果を判定できない可能性があり[6]，特定症状を評価するための尺度は別に必要となる．また重要な課題として，症状特異的尺度の標準化が必要といわれる．

　透析患者の QOL 向上達成のため，QOL を阻害する特定症状への対応が求められる．評価尺度の標準化や対策指針の整備，介入試験における評価方法を示すことは今後の課題である．

文献
1) 厚生労働省. 腎疾患対策検討会報告書～腎疾患対策の更なる推進を目指して～平成30年7月12日公開. https://www.mhlw.go.jp/content/10901000/000332759.pdf

2) 日本腎臓リハビリテーション学会. 腎臓リハビリテーションガイドライン. 東京: 南江堂; 2018. p.9, 22-27, 63-71.

3) Chuasuwan A, Pooripussarakul S, Thakkinstian A, et al. Comparisons of quality of life between patients underwent peritoneal dialysis and hemodialysis: a systematic review and meta-analysis. Health Qual Life Outcomes. 2020; 18: 191.

4) Fletcher BR, Damery S, Aiyegbusi OL, et al. Symptom burden and health-related quality of life in chronic kidney disease: A global systematic review and meta-analysis. PLoS Med. 2022; 19: e1003954.

5) Saketkoo LA, Russell A-M, Jensen K, et al. Health-Related Quality of Life (HRQoL) in Sarcoidosis: Diagnosis, Management, and Health Outcomes. Diagnostics (Basel). 2021; 11: 1089.

6) Mapes DI, Lopes AA, Satayathum S, et al. Health related quality of life as a predictor of mortality and hospitalization: the Dialysis Outcomes and Practice Patterns Study (DOPPS). Kidney Int. 2003: 64: 339-49.

〈小林静佳　星野純一〉

Ⅱ．運動・生活能力評価

Question 8

透析患者の身体活動量はどう評価すれば よいですか？

Answer

1. 透析患者の身体活動量は低く，低身体活動は予後にも影響する．
2. 身体活動量評価は，質問紙法や，歩数計・活動量計を使用して評価する．

1. 身体活動量測定の意義

　身体活動（physical activity）とは，「骨格筋の収縮活動によりもたらされるあらゆる身体的な動き」と定義されている[1]．すなわち，日常生活における家事や移動，仕事などの生活活動が含まれ，健康や体力の維持・向上を目的として意図的・計画的に実施される「運動」よりも幅広い概念である．

1）身体活動の強さ（METs）

　身体活動の強度は METs（metabolic equivalents）が普及している 表1．

　これは安静座位を 1METs として，その何倍のエネルギーを消費するかを示したものである．人の覚醒時における身体活動を強度別にみると，低強度の身体活動（家事やゆっくりとした歩行）は～3.0METs 未満，中強度の身体活動（普通歩行やサイクリング）は3.0～6.0METs 未満，高強度の身体活動（ジョギングや水泳）は6.0METs 以上に大別するのが一般的である[2]．

2）低強度の活動

　低強度活動のなかには，座位行動（sedentary behavior）も含まれる．座位行動とは「1.5METs 以下のすべての覚醒行動」を示す[3]．

　最近の国内外における研究成果から，身体活動量の多寡だけではなく，日常生活における座位行動時間の長短が，人の寿命や生活習

表1 生活活動のメッツ表

METs	運動の例	日常生活の例
2.3	ストレッチ	ガーデニング，ピアノの演奏
2.5	ヨガ	植物への水やり，子どもの世話
3	ボウリング，社交ダンス，太極拳	普通歩行，電動アシスト付き自転車に乗る，家財道具の片付け
3.5	軽い筋力トレーニング，体操	歩行（ほどほどの速さ），階段を下りる，モップがけ，風呂掃除
4	卓球，ラジオ体操第1	自転車，高齢者や障害者の介護
4.3	ゴルフ（クラブを担いで運ぶ）	やや速歩，苗木の植栽，農作業（家畜に餌を与える）
4.5	水中歩行（中等度），ラジオ体操第2	耕作，家の修繕
5	野球，サーフィン，バレエ	かなり速歩
5.3	スキー，アクアビクス	
7	ジョギング，スキー，スケート	
8.3	水泳	荷物を上の階へ運ぶ

[厚生労働省科学研究費補助金（循環器疾患・糖尿病等生活習慣病対策総合研究事案）「健康づくりのための運動基準2006改訂のためのシステマティックレビュー」より一部改変]

慣病の発症，心身機能の低下に強く関連することが報告されている．そのため，身体活動時間のみに焦点を合わせるのではなく，座位行動時間を含めた身体不活動時間を評価することも重要となる．

3）中高強度活動

健康状態との関連については，中強度以上の身体活動で多く報告されている．このため，厚生労働省が定める身体活動ガイドライン（健康づくりのための身体活動基準2013）や世界保健機関（WHO）のガイドラインは，健康増進のために中強度以上の身体活動を推奨している．

4）透析患者における身体活動量

透析患者は，通院透析に伴う時間的拘束や透析日の安静時間が多

くなること，高齢化に伴うサルコペニア・フレイルの合併などにより，身体不活動の状態に陥ることが危惧され，透析患者の身体活動量は同年代健常者の約7割程度まで低下しているとされている[4]．身体活動量を高く保つことは身体機能維持のみならず，生命予後の改善にも寄与する点より，身体活動量を測定し，身体活動量増加に対する指導や運動療法の実践につなげることが重要となる．

2. 身体活動量の評価方法

1）質問紙法（IPAQ）による評価

疫学研究や保健指導の場では，質問紙による身体活動量評価が多用されている．

世界的に広く用いられている質問紙法としては国際標準化身体活動質問票（international physical activity questionnaire：IPAQ）[5]がある．

IPAQ は，①余暇の身体活動，②家庭での身体活動（庭仕事を含む），③仕事中の身体活動，④移動の身体活動の生活活動に対する身体活動を評価する．IPAQ には long version(LV)と short version(SV) の2種類があり，それぞれ日本語翻訳版も出されている．IPAQ-LV は全31問で構成されており，各強度の身体活動を生活場面別に評価できる．IPAQ-SV は全9問で構成されているため簡易ではあるが，上述の4つのドメインについて，3種類の強度（歩行，中等度の身体活動，強い身体活動）のみを評価するため，身体活動の種類まで評価することはできない．

［質問紙法（IPAQ）による身体活動量評価の留意点］

IPAQ は平均的な1週間における高強度および中強度の身体活動を評価するものであり，透析患者の身体活動状況として，高強度，中強度の活動を示す患者は限定的と考えられ，低身体活動患者に対する質問紙 low physical activity questionnaire（LoPAQ）の透析患者に対する適応につき検討されている[6]．また，座位行動時間は，自らが過去を振り返って記入する必要があり，想起バイアス

(recall bias)がどうしても避けられない点にも留意する必要がある.

2) 歩数計よる評価

「歩数」は簡便に測定できるため汎用性が高く,患者も医療者も管理目標値として設定・認識しやすいメリットがある.本邦の透析患者を対象とした身体活動量に関する先行研究では,歩数を身体活動と定義しているものが多い.

厚生労働省の「国民健康・栄養調査」では,「歩数」が活動量の指標として用いられてきた.歩数計自体も非常に安価となり,厚生労働省が掲げる1日8,000歩の目標値は国民の間にも広く浸透してきている.

透析患者の生命予後に関する身体活動量のカットオフ値としては1日4,000歩[7] が示され2018年に発刊された「腎臓リハビリテーションガイドライン」[8]でもこのカットオフ値が参照されている.歩数計は安価で簡便なツールであることに加え,在宅での非監視下運動療法における有酸素運動を定量化する方法として有用性が示されている[8] 表2.

表2 CKD患者に対する歩数計を用いた非監視下運動療法

1. 歩数計の装着時間
   起床後より装着する.入浴,就寝時間以外は装着してもらう
2. 普段の生活の歩数を評価する
   運動療法を開始する前の基準値(ベースライン)を評価する
   1週間歩数計を装着し,その平均歩数を算出する
3. 目標歩数の検討
   ベースラインの歩数をもとに,患者といっしょに目標の歩数を決める
   まずは1日500〜1,000歩の増加を目標とする
   最終的には年齢や体力を考慮し,1日6,000〜10,000歩を目標とする
4. 運動の動機づけ
   目標の歩数に到達すれば賞賛する
   患者自身も目標の歩数に到達していれば達成感が得られる

(日本腎臓リハビリテーション学会, 編. 腎臓リハビリテーションガイドライン. 東京: 南江堂; 2018. https://minds.jcqhc.or.jp/n/med/4/med0363/G0001074)

3) 活動量計による評価

　現時点で最も実用性の高い方法が加速度センサー内蔵の活動量計を用いた身体活動量の評価である．三軸加速度センサー内蔵活動量計は，人が活動する際に生じる前後・左右・上下方向の衝撃（加速度）の大きさやその出現頻度から歩数だけでなくエネルギー消費量や活動強度（METs）を推定することが可能となる．歩数計や質問紙法よりも妥当性および信頼性が高いため，得られたデータから詳しい分析が可能となる．基本的には機器の装着のみで身体活動量を測定できるため，幅広い対象者に用いることが可能となる．

［活動量計を用いた身体活動量測定の留意点］

　透析患者の身体活動量は，透析日と非透析日で大きく異なることが指摘されている．透析日の身体活動量は明らかに低く，透析日と非透析日に分けて身体活動量を測定することが必要である．透析日は週1日以上，非透析日は週2日ないし週3日以上，各日，起床時間の中で1日7時間以上活動量計を装着して身体活動量を計測することにより信頼性の高いデータを取得できることが示されている[9]．

文献

1) Caspersen CJ, Powell KE, Christenson GM. physical activity exercise, and physical fitness: definitions distinctions for health – related research. Public Health Rep. 1985; 100: 126-31.

2) Tremblay MS, Aubert S, Barnes JD, et al. Sedentary Behavior Research Network (SBRN) –Terminology consensus project process outcome. Int Behav Nutr Phys Act. 2017; 14: 75.

3) Pate RR, O'Neill JR, Lobelo F, et al. The evolving definition of "sedentary". Exerc Sport Sci Rev. 2008; 36: 173-8.

4) Johansen KL, Chertow GM, Ng AV, et al. Physical activity levels in patients on hemodialysis and healthy sedentary controls. Kidney Int. 2000; 57: 2554-70.

5) Craig CL, Marshall AL, Sjöström M, et al. International physical activity questionnaire:12-country reliability and validity. Med Sci Sports Exerc. 2003; 35: 1381-95.

6) Johansen KL, Painter P, Delgado C, et al. Characterization of physical activity and sitting time among patients on hemodialysis using a new physical activity instrument. J Ren Nutr. 2015; 25: 25-30.

7) Matsuzawa R, Roshanraven B, Shimoda T, et al. Physical activity dose for hemodialysis patients: Where to begin? Results from a prospective cohort study. J Ren Nutr. 2018; 28: 45-53.

8) 日本腎臓リハビリテーション学会, 編. 腎臓リハビリテーションガイドライン. 東京: 南江堂; 2018. https://minds.jcqhc.or.jp/n/med/4/med0363/G0001074.

9) Gomes EP, Reboredo MM, Carvaho EV, et al. Physical activity in hemodialysis patients measured by triaxial accelerometer. Biomed Res Int. 2015; Article ID645645.

〈森山善文〉

Ⅱ．運動・生活能力評価

9 認知機能障害はどう評価すればよいですか？

Answer

1. 軽度認知機能障害（mild cognitive impairment: MCI）は可逆的な状態であり，早期発見が重要である．
2. 認知機能には様々なドメインがあり，総合的に評価するスクリーニング方法がある．
3. 腎機能低下は認知機能障害のリスク因子である．
4. 腎代替療法の種類により MCI の有病率は異なる．
5. 透析患者にみられる認知症は血管性が多いが，うつ状態も影響するので注意する．
6. 「治療可能な認知症」をまず除外することが重要である．

1. MCI は可逆的な状態であり，早期発見が重要

　　認知症は「一度正常に達した知的機能が後天的な機能障害によって持続性に低下し，日常生活や社会生活に支障をきたすようになった状態で，それが意識障害のないときにみられる」と『認知症疾患診療ガイドライン 2017』で定義づけられている[1]．以前は "認知機能障害＝記憶障害" と考えることが多かったが，記憶力低下を特徴的としているアルツハイマー病（Alzheimer disease: AD）だけでなく，幻覚，妄想やパーキンソン症状，動揺する認知症を中心とするレビー小体型認知症（dementia with Lewy bodies: DLB），人格・行動・態度の変化が中心となる前頭側頭型認知症（frontotemporal dementia: FTD），記憶障害は比較的軽く，意欲低下や感情失禁が目立つ脳血管障害による血管性認知症（vascular dementia: VaD）など，記憶力低下が目立たないものも認知症と考えるようになった．定義を広くすることで，早期診断・早期治療・多職種連携

による介入ができるように配慮されている.

　軽度認知機能障害（mild cognitive impairment：MCI）は，正常と認知症の間の移行状態であり，認知機能障害があるものの，社会で生活ができている状態といえる．MCIは可逆的な状態であり，この段階で早期発見し適切な予防対策をとれれば，認知症への進行を防ぐことができると考えられている．したがって，MCIの時点で早期発見し介入することが重要である.

2. 認知機能を総合的に評価するスクリーニング方法がある

　認知機能には，見当識，言語性記憶，全般性注意，計算，書字，視空間認知，遂行機能など様々なドメインがあり，いくつかのドメインを総合的に評価するスクリーニング方法がある[1].

1）Mini-mental state examination（MMSE）

　MMSEは広く使用されており，30点を満点とし，23点以下で認知症の疑いとなる．MMSEは言語機能を用いる検査が29点，図形模写が1点で合計30点となるため，軽症例や視空間認知障害が主症状となる場合には感度が低く，言語障害がある場合には認知症が軽症であっても低い点となる.

2）長谷川式簡易知能評価スケール（HDS-R）

　HDS-Rは年齢，見当識，3単語の即時記名と遅延再生，計算，数字の逆唱，物品明記，言語流暢性の9項目からなり，30点が満点で，20点以下で認知症疑いとなる．MMSEと高い相関がある．HDS-Rはすべて言語を用いる検査である.

3）Montreal cognitive assessment-Japanese version（MoCA-J）

　軽度の認知症やMCIを診断する場合，MoCA-Jが使用される．MoCA-Jは，視空間認識，遂行機能，命名，記憶，注意力，復唱，語想起，抽象概念，遅延再生，見当識の評価を含み，満点が30点で，25点以下でMCIの疑いとなる.

4) 地域包括ケアシステムにおける認知症アセスメントシート(Dementia assessment sheet for community-based integrated care systems-21 items; DASC-21)[2]

DASC-21は，認知機能（記憶，見当識，問題解決・判断力）と日常生活動作能力〔手段的日常生活動作，基本的日常生活動作（ADL）〕を観察法で同時に総合的に評価する方法である．合計点の範囲は21~84点であり，得点が高いほど障害の程度が高いことを示す．現在，認知症の状態にあるか，認知症の状態にある場合にはその重症度がどの程度か，生活支援がどの程度必要かをおおまかに推測できる．

DASC-21は対象者をよく知る家族・知人・介護者などに対象者の日常生活の様子を聞きながら評価する尺度である．

その他，多数の数字と文字の印刷された用紙を用いて，数字→文字→数字→文字と交互につないでいくのに要する時間を測るtrail-making test（TMT）もある．遂行機能や注意機能をみることができる．

3. 腎機能低下は認知機能障害のリスク因子である

透析患者における認知機能障害の機序としては，図1に示すような機序が考えられている[3]．高齢化，高血圧，糖尿病，高脂血症などの古典的な危険因子，貧血，慢性炎症，酸化ストレス，ホモシステインなどの腎性の危険因子，そして，透析中の低血圧症，脳浮腫，血液粘度の上昇など透析関連の危険因子がある．それらが，神経細胞の変性を生じ，直接的に神経系を障害すると考えられる．複合的にこれらの因子が繰り返し作用することにより，認知機能低下とつながることが推測される．

透析患者では，尿毒症性毒素の増加，神経栄養因子の減少，中枢神経系での血管障害を引き起こす[4]．脳幹と視床下部のモノアミン作動性ニューロンとアセチルコリン作動性ニューロンは，睡眠覚醒

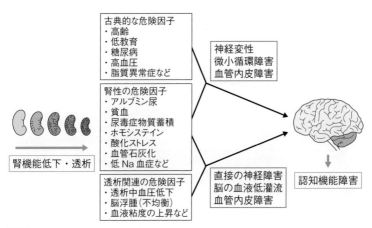

図1 腎機能低下は認知機能障害の危険因子である

(Kurella Tamura M, et al. Kidney Int. 2011; 79: 14-22[3] より引用改変)

サイクル，記憶機能，注意機能を「調整する」役割を持つ．これら
のニューロンは，尿毒症性毒素や神経栄養因子の濃度に特に敏感で，
睡眠パターン，気分，注意力の変化を仲介しているのかもしれない．
これらが記憶機能に影響を及ぼし，MCI，そして認知症の発症につ
ながる可能性がある．

4. 腎代替療法の種類により MCI の有病率は異なる

図2 に腎代替療法別に各年齢での MCI 有病率を示す．MCI リス
クは，一般集団では年齢とともに増加する（対照）．血液透析（HD）
を受けている患者では，MCI リスクは一般集団よりも著しく高いま
まであるが，腹膜透析（PD）はこのリスクをいくらか減少させる．
腎移植後の CKD 患者（ステージⅡ〜Ⅲ）では，MCI リスク曲線の
傾きを一般集団のそれへとさらに回復させるが，移植前に生じた最
初のギャップは「修復」されないままである．

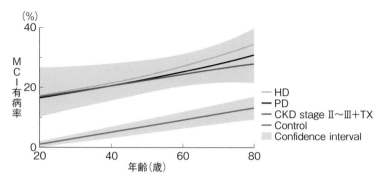

図2 年代別の MCI 有病率

HD：血液透析，PD：腹膜透析，CKD stage II-III＋TX：腎移植後 CKD G2-G3，
Control：一般集団，Confidence interval：信頼区間
（Viggiano D, et al. Nat Rev Nephrol. 2020; 16: 452-69[4] より）

5. 透析患者にみられる認知症は血管性が多いが，うつ状態も影響するので注意する

　　腎機能が低下すると，脳心血管障害のリスクが高く，血管障害の危険因子を多数有するため，AD より VaD が多い[5]．

　　台湾で国のデータベースを用いて透析患者の認知症リスクスコア（dialysis dementia risk score: DDRS）を開発・検証した論文がある[6]．それによると，年齢のほかに 10 個の合併症について重みづけがされているが，なかでもパーキンソン病を有する場合，うつ状態である場合，脳卒中の既往がある場合の 3 つの重みづけが強く，次に糖尿病，脳外傷がある場合と続いている．したがって，うつ状態への介入も非常に重要となる．

6. 「治療可能な認知症」をまず除外することが重要である

　　認知症と診断した場合には，頭部 CT や頭部 MRI を施行し，水頭症や慢性硬膜下血腫，脳腫瘍などを除外する[1]．血算，血液生化学，甲状腺ホルモン，ビタミン B_1 や B_{12}，葉酸の測定を行い，貧血，電解質異常，低血糖，甲状腺機能低下症，ビタミン欠乏症などの疾

JCOPY 498-22496

患を除外する．うつ病やベンゾジアゼピン系睡眠薬使用など薬剤の影響がないかどうかも調べる．これら「治療可能な認知症」の存在を意識しておくことが重要である．

Memo 透析患者において，MoCA-J スコアと握力とは正相関を認め[7]，フレイル・サルコペニアは認知機能低下と大きく関係します．MCI の段階で，積極的な栄養・運動療法の介入が望ましいです．

Topics 日本透析医会の透析医療事故と医療安全に関する調査では，自己抜針を行った患者の 80.2％が認知症でした[8]．自己抜針は透析開始 1 時間以上経過してからの事例が 90％以上占めます．抜針事故は生命にかかわる場合もあり，漏血センサーなど併用し，早期発見に努める必要があります．

One point Advice 認知症は多因子が関係する病態であり，栄養・運動・血圧管理など多因子への介入を同時に行うことが重要です．透析患者を対象に自宅で非透析日に週 3 回，10 分間 2 セットの歩行運動を行う群と行わない群で，6 カ月後に評価すると，運動機能の改善だけでなく，認知機能スコアも有意に改善しました[9]．多職種での介入が好ましいです．

文献
1) 「認知症疾患診療ガイドライン」作成委員会. 認知症疾患診療ガイドライン 2017. 第 2 章 症候, 評価尺度, 検査, 診断. 2017.
2) 粟田主一. 地域包括ケアシステムにおける 認知症アセスメントシート (DASC-21). 日本認知症ケア学会誌. 2021; 20: 360-6.
3) Kurella Tamura M, Yaffe K. Dementia and cognitive impairment in ESRD: diagnostic and therapeutic strategies. Kidney Int. 2011; 79: 14-22.
4) Viggiano D, Wagner CA, Martino G, et al. Mechanisms of cognitive dysfunction in CKD. Nat Rev Nephrol. 2020; 16: 452-69.
5) Seliger SL, Siscovick DS, Stehman-Breen CO, et al. Moderate renal impairment and risk

of dementia among older adults: the Cardiovascular Health Cognition Study. J Am Soc Nephrol. 2004; 15: 1904-11.

6) Ling TC, Chang CC, Li CY, et al. Development and validation of the dialysis dementia risk score: A retrospective, population-based, nested case-control study. Eur J Neurol. 2022; 29: 59-68.

7) Hidaka S, Nishimiura A, Hirata M, et al. Prevalence of mild cognitive impairment and its association with handgrip strength in patients on hemodialysis. Scientific Reports. 2022; 12: 3850.

8) 鶴屋和彦, 阿部貴弥, 木全直樹, 他. 令和 3 年透析医療事故と医療安全に関する調査報告. 日本透析医会雑誌. 2022; 37: 421-39.

9) Manfredini F, Mallamaci F, Darrigo G, et al. Exercise in patients on dialysis: A multicenter, randomized clinical trial. J Am Soc Nephrol. 2017; 28: 1259-68.

〈日髙寿美　小林修三〉

サルコペニアはどう評価すればよいですか？

Answer

1. サルコペニアは筋力の低下，身体機能の低下，骨格筋量の減少で特徴づけられる．

2. 診断には AWGS 2019 を用いる．一般の診療所や地域の医療現場では筋力低下あるいは身体機能低下でサルコペニア（の可能性）を診断可能である．設備の整った医療施設では，筋力，身体機能とともに骨格筋量の計測を行い，サルコペニアを診断する．

3. 透析患者におけるサルコペニアの有病率は 28.5%（95% CI: 22.9-34.1）で，サルコペニアを有する群では，有さない群に比較して死亡ハザード比は 1.87（95% CI: 1.35-2.59, I²=40%）と有意に高率である．

4. 透析患者における骨格筋量の評価では，DXA 法，BIA 法ともに体液貯留は骨格筋量の過大評価につながるため注意が必要である．

1. サルコペニアとは

　サルコペニアはまだ高齢化が深刻な問題でなかった 1980 年代に Rosenberg によって提唱された概念である[1]．「sarcopenia」は，ギリシア語の筋肉「sarx」と喪失「penia」を組み合わせた造語で，当初は加齢による骨格筋量の減少を意味していた．その後，高齢化が社会問題，医療問題となるなか，筋肉量減少に加え，機能的な側面，すなわち，筋力低下も含む用語となり混乱が生じるようになった．そこで，ヨーロッパでは the European Working Group on Sarcopenia in Older People（EWGSOP）が立ち上がり，2010 年に初めてサルコペニアの定義と診断基準に関する国際的コンセンサスが発表された（EWGSOP）[2]．そのなかで，サルコペニアとは，「骨

格筋量と骨格筋力の進行性かつ全身性の減少を特徴とする症候群で，身体的障害や QOL 低下，死亡などのリスクを伴うもの」と定義された．また，従来から課題となっていた診断基準についても提示された．しかし，この診断基準を人種，遺伝背景，体格，ライフスタイルなどの異なるアジア人に適用することは難しく，2014 年に Asian Working Group for Sarcopenia（AWGS）によりアジア人の診断基準が発表され（AWGS 2014)[3]，現在は，改訂版の AWGS 2019[4] が日常診療の場で利用されている．

2. サルコペニアのスクリーニング法と診断法

サルコペニアの診断基準は明確になったものの，一般の診療所や地域の医療現場では骨格筋量を測定することは現実的には困難であった．これに対して，AWGS 2014 から AWGS 2019 への改訂では，サルコペニアのリスクのある人を早期に特定する基準が設定された．すなわち身体機能低下または筋力低下でサルコペニア（の可能性）を診断する考え方が導入された 図1．一方，設備の整った病院や研究施設で骨格筋量が測定可能な場合には，従来通り，握力，歩行速度，骨格筋量で診断することが踏襲された．

骨格筋量測定が困難な一般の診療所や地域の医療現場では，CC（下腿周囲長），SARC-F（質問票）表1[5]，SARC-IF（SARC-F に CC を合わせた指標）により症例の抽出を行う．異常値を認めた場合，握力，5 回椅子立ち上がりテストで骨格筋機能を評価し，どちらかが低下している場合，サルコペニア（の可能性）と診断する．サルコペニア（の可能性）の診断基準を満たした場合，生活習慣改善の介入とともに，確定診断のため骨格筋量測定が可能な医療施設への紹介も検討する．

骨格筋量測定が可能な場合，上述の CC，SARC-F，SARC-IF に加え，問診，併存疾患，患者背景などにより症例を抽出した後，筋力，身体機能，骨格筋量を評価し診断する．筋力は握力測定で評価される．複数回の握力測定で最大値が採用され，男性 28kg 未満，女

一般の診療所や地域の予防サービスでの評価　　急性期から慢性期の医療施設や臨床研究での評価

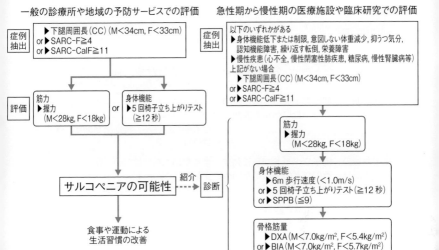

図1 サルコペニア診断基準（AWGS 2019）

M：男性　F：女性
SPPB（short physical performance battery）
DXA（dual-energy X-ray absorptiometry）
BIA（bioimpedance analysis）
・DXA や BIA がない施設においても，症例抽出と握力，5回椅子立ち上がりを
　行うことでサルコペニア（可能性あり）と診断
・歩行速度の代わりに5回椅子立ち上がりや SPPB を用いることも可．
・握力の基準：男性：26 → 28kg 未満，女性：18kg 未満のまま
・歩行速度：0.8 → 1.0m/ 秒未満
SPPB：Short Physical Performance Battery
（Chen LK, et al. J Am Med Dir Assoc. 2020; 21: 300-7 e2⁴⁾ より改変）

性 18kg 未満であれば，低筋力と判断される．身体機能の評価には，
6m 歩行速度，5回椅子立ち上がりテスト，SPPB（short physical
performance battery）が使用される．歩行速度は，動的スタート

表1 SARC-F（質問票）

内容	質問	スコア
握力	4, 5kgのものを持ち上げて運ぶことがどのくらいたいへんですか	全くたいへんではない＝0 少したいへん＝1 とてもたいへん，またはできない＝2
歩行補助	部屋の中を歩くのがどのくらいたいへんですか	全くたいへんではない＝0 少したいへん＝1 とてもたいへん，補助具が必要，または歩けない＝2
椅子からの立ち上がり	椅子やベッドから移動するのがどのくらいたいへんですか	全くたいへんではない＝0 少したいへん＝1 とてもたいへん，または介助が必要＝2
階段昇段	階段を10段昇るのがどのくらいたいへんですか	全くたいへんではない＝0 少したいへん＝1 とてもたいへん，または昇れない＝2
転倒	この1年で何回転倒しましたか	なし＝0 1〜3回＝1 4回以上＝2

（Bauer J, et al. J Cachexia Sarcopenia Muscle. 2019; 10: 956-61[5]）より引用・改変）

で減速せず，少なくとも4m以上の歩行に要する時間を計測し，2回の平均値を採用することが推奨される．歩行速度のカットオフ値は1.0m/秒未満である．5回椅子立ち上がりテストのカットオフ値は12秒以上，SPPBのカットオフ値は9点以下である．骨格筋量の評価には，DXA法（dual-energy X-ray absorptiometry），BIA法（bioimpedance analysis）が用いられる．カットオフ値は，DXA法で男性$7.0kg/m^2$未満，女性$5.4kg/m^2$未満，BIA法では男性$7.0kg/m^2$未満，女性$5.7kg/m^2$未満である．

3. 透析患者における実態

　サルコペニアは加齢による一次性サルコペニアと何らかの疾患，病態による二次性サルコペニアに分けられる．高齢化のすすむ透析患者では双方の因子が影響すると考えられ，透析患者におけるサル

コペニアの有病率は高いことが予測される．しかし，これまでサルコペニアの診断基準が明確でなかったため，報告により有病率には大きなバラツキがあった[6]．前述の EWGSOP あるいは AWGS の診断基準が主に使用されるようになった 2013 年以降の 30 の臨床研究のメタ解析の結果が報告されている．6162 名の透析患者が対象で，サルコペニアの有病率は 28.5%（95%信頼区間 [CI] 22.9-34.1）であった[7]．興味深いことに年齢はサルコペニアに対する有意な寄与因子ではなく，透析患者では加齢以上に骨格筋障害を引き起こす因子の存在が示唆された．一方，予後についても，最近，8 つの臨床研究（2117 名の透析患者）のメタ解析の結果が報告されている．サルコペニアを有する群では，有さない群に比較して死亡ハザード比は 1.87（95% CI 1.35-2.59, $I^2 = 40\%$）と有意に高率であった[8]．

4. スクリーニングおよび診断の注意点

　　現在は AWGS 2019 を用いることでサルコペニアの診断をより客観的に行うことが可能となった．しかし，透析患者特有の問題点も存在する．透析により，筋力や身体機能にも影響する可能性があるが，特に DXA 法[6]，あるいは BIA 法[9] による骨格筋量の計測には注意が必要である．DXA 法による体組成評価では，骨量，脂肪量，除脂肪量が測定される．体幹部では筋肉以外に内臓，血液，水分が除脂肪量として計測されるため，骨筋肉量の評価には上肢・下肢の除脂肪量が用いられる．しかし上肢・下肢に絞ったとしても，除脂肪量は体液量の影響を受けるため，透析患者では透析による影響を考慮する必要がある．一方，BIA 法では電気抵抗が低く水分の多い除脂肪量と，電気抵抗が高く水分の少ない脂肪量に分けて計測し，除脂肪量から筋肉量を推算している．したがって，DXA 法と同様に体液量により骨格筋量の評価に大きく影響する．また，腹膜透析患者では，腹腔内に透析液があると筋肉量の過剰評価につながるため，正確な評価には排液後に測定するなどの配慮が必要である．

以上，透析患者では体液貯留による骨格筋量の過大評価には十分な注意が必要である.

文献

1) Rosenberg IH. Sarcopenia: origins and clinical relevance. J Nutr. 1997; 127 (5 Suppl): 990S-1S.

2) Cruz-Jentoft AJ, Baeyens JP, Bauer JM, et al. Sarcopenia: European consensus on definition and diagnosis: Report of the European Working Group on Sarcopenia in Older People. Age Ageing. 2010; 39: 412-23.

3) Chen LK, Liu LK, Woo J, et al. Sarcopenia in Asia: consensus report of the Asian Working Group for Sarcopenia. J Am Med Dir Assoc. 2014; 15: 95-101.

4) Chen LK, Woo J, Assantachai P, et al. Asian Working Group for Sarcopenia: 2019 Consensus update on sarcopenia diagnosis and treatment. J Am Med Dir Assoc. 2020; 21: 300-7 e2.

5) Bauer J, Morley JE, Schols A, et al. Sarcopenia: A time for action. An SCWD position paper. J Cachexia Sarcopenia Muscle. 2019; 10: 956-61.

6) Mori K. Maintenance of skeletal muscle to counteract sarcopenia in patients with advanced chronic kidney disease and especially those undergoing hemodialysis. Nutrients. 2021; 13; 1538.

7) Shu X, Lin T, Wang H, et al. Diagnosis, prevalence, and mortality of sarcopenia in dialysis patients: a systematic review and meta-analysis. J Cachexia Sarcopenia Muscle. 2022; 13: 145-58.

8) Ribeiro HS, Neri SGR, Oliveira JS, et al. Association between sarcopenia and clinical outcomes in chronic kidney disease patients: A systematic review and meta-analysis. Clin Nutr. 2022; 41: 1131-40.

9) Mori K, Kurajoh M, Inaba M, et al. Multifaceted nutritional disorders in elderly patients undergoing dialysis. Kidney Dial. 2022; 3: 1-23.

〈森 克仁〉

Ⅱ. 運動・生活能力評価

Question 11

フレイルはどう評価すればよいですか？

Answer

1. 身体的フレイルは，表現型モデルである改訂 J-CHS 基準などで診断する．
2. オーラルフレイルは，Tanaka らの診断基準で診断できる．
3. 社会的フレイルの明確な定義や診断基準は定まっていないが，Makizako らの診断基準がある．
4. 認知的フレイルは，身体的フレイルと認知機能障害の併存で診断する．
5. 複数領域のフレイルを合併することがある．

1. 身体的フレイル

　フレイルとは，加齢のために身体機能を支える恒常性維持機構が低下することで，ストレスに対抗する力が低下し健康障害に対する脆弱性が高まった状態である．英語の Frailty には，表現型モデルと欠損累積モデルという 2 つの主な考え方がある．一方，日本語のフレイルは，表現型モデルのみである．そのため，身体的フレイルは，健常ではないが要介護状態や寝たきりでもないという中間の状態である．欠損累積モデルである 9 段階の臨床虚弱尺度（Clinical Frailty Scale）には，フレイルという言葉を使用していないことに留意する．

　身体的フレイルの診断基準で，日本で最も使用されているのは改訂 J-CHS 基準である 表1 [1]．体重，筋力，疲労感，歩行速度，身体活動の 5 項目のうち，3 項目以上に該当すれば身体的フレイル，1 〜2 項目に該当すれば身体的プレフレイル（身体的フレイルの前段階），該当項目なしであれば健常と診断する．基本チェックリストで

表1 改訂 J-CHS 基準

①体重減少	6 カ月間で 2kg 以上の（意図しない）体重減少がある場合
②疲労感	（ここ 2 週間）わけもなく疲れたような感じがする場合
③筋力低下	利き手の測定で握力が男性 28kg 未満，女性 18kg 未満の場合
④歩行速度	通常歩行速度が 1m/ 秒未満の場合
⑤身体活動	「軽い運動・体操をしていますか？」，「定期的な運動・スポーツをしていますか？」の問いのいずれも週に 1 回もしていないと回答した場合

上記 5 項目中 3 項目以上該当すれば身体的フレイル，1〜2 項目該当すれば身体的プレフレイルと診断する．

は，25 項目中 8 項目以上該当するときに，身体的フレイルの可能性が高いと判断する 表2．

　身体的フレイルの主な原因は，サルコペニア，低栄養，ポリファーマシーである．ポリファーマシーとは，単に服用する薬剤数が多いことではなく，それに関連した薬物有害事象のリスク増加，服薬過誤，服薬アドヒアランス低下などの問題につながる状態である．5〜6 種類以上の薬剤使用で有害事象を認めやすくなり，ポリファーマシーの 1 つの目安となる．しかし，透析患者では使用薬剤数がどうしても多くなりやすい．10 種類以上の薬剤を使用していても，有害事象がなくすべての薬剤使用が適切であれば，多剤投与ではあってもポリファーマシーとは判断しない．

　これらの原因は，医原性でないものと医原性のものに分類できる．医原性でない身体的フレイルは，医原性でないサルコペニアと低栄養が含まれる．一方，医原性フレイルには，医原性サルコペニア，医原性低栄養，ポリファーマシーによるフレイルが含まれる．医原性でない身体的フレイルは，運動療法，栄養療法，適切な薬剤療法で対応する．医原性フレイルはすべて予防可能であり，できる限り予防すべきである．

　透析患者での身体的フレイルの有病割合は，2021 年に報告された系統的レビューとメタ解析では 46％（95％信頼区間 34.2-58.3）

表1 基本チェックリスト

No.	質問項目	回　答 (いずれかに○を お付け下さい)	
1	バスや電車で1人で外出していますか	0. はい	1. いいえ
2	日用品の買物をしていますか	0. はい	1. いいえ
3	預貯金の出し入れをしていますか	0. はい	1. いいえ
4	友人の家を訪ねていますか	0. はい	1. いいえ
5	家族や友人の相談にのっていますか	0. はい	1. いいえ
6	階段を手すりや壁をつたわらずに昇っていますか	0. はい	1. いいえ
7	椅子に座った状態から何もつかまらずに立ち上がっていますか	0. はい	1. いいえ
8	15分位続けて歩いていますか	0. はい	1. いいえ
9	この1年間に転んだことがありますか	1. はい	0. いいえ
10	転倒に対する不安は大きいですか	1. はい	0. いいえ
11	6カ月間で2〜3kg以上の体重減少がありましたか	1. はい	0. いいえ
12	身長　　　cm　　体重　　　kg　　（BMI＝　　）（注）		
13	半年前に比べて固いものが食べにくくなりましたか	1. はい	0. いいえ
14	お茶や汁物などでむせることがありますか	1. はい	0. いいえ
15	口の渇きが気になりますか	1. はい	0. いいえ
16	週に1回以上は外出していますか	0. はい	1. いいえ
17	昨年と比べて外出の回数が減っていますか	1. はい	0. いいえ
18	周りの人から「いつも同じことを聞く」などの物忘れがあると言われますか	1. はい	0. いいえ
19	自分で電話番号を調べて，電話をかけることをしていますか	0. はい	1. いいえ
20	今日が何月何日かわからない時がありますか	1. はい	0. いいえ
21	（ここ2週間）毎日の生活に充実感がない	1. はい	0. いいえ
22	（ここ2週間）これまで楽しんでやれていたことが楽しめなくなった	1. はい	0. いいえ
23	（ここ2週間）以前は楽にできていたことが今ではおっくうに感じられる	1. はい	0. いいえ
24	（ここ2週間）自分が役に立つ人間だと思えない	1. はい	0. いいえ
25	（ここ2週間）わけもなく疲れたような感じがする	1. はい	0. いいえ

(注) BMI＝体重（kg）÷身長（m）÷身長（m）が18.5未満の場合に該当とする.
25項目中8項目以上該当するときに，身体的フレイルの可能性が高いと判断する.

であった[2]．身体的フレイルを認める場合，認めない場合と比較して全死亡率のハザード比は 2.02（95％信頼区間 1.65-2.48）であった[2]．

2. オーラルフレイル

オーラルフレイルとは，老化に伴う様々な口腔の状態（歯数・口腔衛生・口腔機能など）の変化に，口腔健康への関心の低下や心身の予備能力低下も重なり，口腔の脆弱性が増加し，食べる機能障害へ陥り，さらにはフレイルに影響を与え，心身の機能低下にまで繋がる一連の現象および過程である．

オーラルフレイルの診断基準として，①現在歯数 20 本未満，②咀嚼能力の低下，オーラルディアドコキネシス（滑舌）の低下，④舌圧の低下，⑤かたいものが食べにくくなりましたか（主観評価），⑥お茶や汁物でむせますか（主観評価）の 6 項目中，3 項目以上該当という Tanaka らのものがある[3]．地域在宅高齢者の 16％にオーラルフレイルを認め，オーラルフレイルの場合，2 年間の身体的フレイル発生が 2.4 倍，サルコペニア発生が 2.2 倍，要介護認定が 2.3 倍，死亡が 2.2 倍であった[1]．そのため，摂食嚥下障害や心身の機能低下にまでつながる前に，オーラルフレイルを診断して，歯科医師，歯科衛生士と連携して介入することが望ましい．

透析患者でオーラルフレイルの有病割合を調べた報告はないが，透析患者では口腔機能や口腔環境に問題を生じやすく，オーラルフレイルや摂食嚥下障害の有病割合が比較的高いことが予測される．

3. 社会的フレイル

社会的フレイルの明確な定義は定まっていない．社会的フレイルという言葉より，フレイルの社会的側面という言葉のほうが望ましいかもしれない．

社会的フレイルの明確な診断基準も定まっていない．しかし Makizako らは，地域在宅高齢者の 2 年以内の要支援・要介護新規

発生と関連している 5 つの項目を報告した[4]．①独居である（はい），②昨年に比べて外出頻度が減っている（はい），③友人の家を訪ねている（いいえ），④家族や友人の役に立っていると思う（いいえ），⑤誰かと毎日会話をしている（いいえ）．これら 5 項目のうち，2 つ以上に該当する場合を社会的フレイル，1 つに該当する場合を社会的プレフレイルとする．

透析患者で社会的フレイルの有病割合を調べた報告では，59.5％と高かった[5]．身体的フレイルを認めなかった患者のなかでは，社会的フレイルは低歩行速度，低下肢筋力，低最大酸素摂取量と関連を認めた．一方，身体的フレイルを認めた患者のなかでは，社会的フレイルと身体機能に有意な関連を認めなかった[5]．

4. 認知的フレイル

認知的フレイルとは，身体的フレイルと認知機能障害（clinical dementia rating〈認知症の重症度を評価するための方法〉；CDR 0.5〈認知症の疑い〉）の両者を認め，認知症ではない場合である[6]．CDR が 1 から 3 で認知症の場合には，認知的フレイルとは判断しない．

透析患者での認知的フレイルの有病割合を調べた報告では，60 歳以上では 35.9％，60 歳未満では 8.8％であった[7]．高齢者では，認知的フレイルは年齢，教育レベル，栄養状態，血清アルブミン値，下腿周囲長，社会的支援レベルと独立した関連を認めた．60 歳未満では，認知的フレイルは併存疾患，教育レベル，栄養状態，血清クレアチニン濃度，ウエスト周囲長，抑うつと独立した関連を認めた[7]．

精神心理的フレイルのなかに認知的フレイルを含める場合もある．精神心理的フレイルとは，抑うつなどの精神機能や認知機能の低下がみられる心理面のフレイルである．心理面では主に抑うつが重視されており，透析患者で抑うつを見逃さないことが重要である．

5. 複数領域のフレイルの合併

　高齢透析患者で，複数領域のフレイルを調査した報告がある[8]．身体的フレイルを改訂 J-CHS 基準，精神心理的フレイルをうつ病自己評価尺度（center for epidemiologic studies. depression scale，CES-D），社会的フレイルを Makizako らの診断基準で評価したところ，15.4％の患者で 3 領域すべてのフレイルの合併を認めた．3 領域のフレイル患者では，全死亡率，全入院率，心血管入院率が有意に高かった[8]．透析患者ではフレイルを複数領域で合併して，身体面，精神心理面，社会面で悪循環に陥ることがある．また，精神心理面や社会面のフレイルが先行して，その結果として身体的フレイルを認めることもある．そのためフレイルでは，身体面だけでなく精神心理面，社会面の評価も重要である．

文献

1) Satake S, Arai H. The revised Japanese version of the Cardiovascular Health Study criteria (revised J-CHS criteria). Geriatr Gerontol Int. 2020; 20: 992-3.

2) Lee HJ, Son YJ. Prevalence and associated factors of frailty and mortality in patients with end-stage renal disease undergoing hemodialysis: A systematic review and meta-analysis. Int J Environ Res Public Health. 2021; 18: 3471.

3) Tanaka T, Takahashi K, Hirano H, et al. Oral frailty as a risk factor for physical frailty and mortality in community-dwelling elderly. J Gerontol A Biol Sci Med Sci. 2018; 73: 1661-7.

4) Makizako H, Shimada H, Tsutsumimoto K, et al. Social frailty in community-dwelling older adults as a risk factor for disability. J Am Med Dir Assoc. 2015; 16: 1003. e7-11.

5) Usui N, Yokoyama M, Nakata J, et al. Association between social frailty as well as early physical dysfunction and exercise intolerance among older patients receiving hemodialysis. Geriatr Gerontol Int. 2021; 21: 664-9.

6) Kelaiditi E, Cesari M, Canavelli M, et al. Cognitive frailty: rational and definition from an (I.A.N.A./I.A.G.G.) international consensus group. J Nutr Health Aging. 2013; 17: 726-34.

7) Chen G, Zhang H, Du X, et al. Comparison of the prevalence and associated factors of cognitive frailty between elderly and middle-young patients receiving maintenance hemodialysis. Int Urol Nephrol. 2022; 54: 2703-11.

8) Imamura K, Yamamoto S, Suzuki Y, et al. Prevalence, overlap, and prognostic impact of multiple frailty domains in older patients on hemodialysis. Arch Gerontol Geriatr. 2023; 114: 105082.

〈若林秀隆〉

Question 12 運動療法の提供を開始するまでに，必要な準備として何がありますか？

Answer

1. 運動チームを立ち上げ，運動チームが中心となって全医療スタッフに運動の必要性や運動方法などを教育する体制づくりが必要.
2. 全医療スタッフは患者が行う運動を実際に体験することが大事.
3. 運動で使用するゴムボール，ゴムチューブなどを揃える．可能ならばエルゴメーター設置も望ましい.
4. 患者に運動療法の効果や必要性を理解してもらうことが大事.
5. 患者が楽しいと感じる運動療法を企画する.

1. 全医療スタッフに運動の必要性や運動方法などを教育する体制づくりが必要

1）運動チームの立ち上げ

　専門教育を受けた理学療法士や作業療法士が在籍している透析施設は少なく，多くの透析施設では運動指導の教育を受けてこなかった医師，看護師，臨床工学技士，栄養士などが運動指導を行わなくてはならない．運動に関しての知識や実技経験が乏しい指導者によって行われる運動療法では，本来が運動に前向きでない患者に運動を行うように指導しても，運動の継続どころか，運動の導入すら難しい．腎臓リハビリテーションを成功させるには，患者教育以上に医療スタッフ教育が重要である[1]．そのためには，運動好き，運動に興味がある，学生時代に運動部員であった，運動経験が豊富など，運動に対して好印象を持っている医療スタッフを核とした運動チームを立ち上げる必要がある．チームには少なくとも腎臓リハビリテーション運動指導士の資格を取得しているスタッフを含めるべきである．また，透析に従事する全ての職種から必ず1人はチームに参

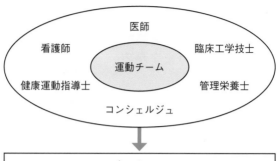

図1 運動チームの構成員と全体教育

加してもらうこともポイントである 図1. なぜならば,「運動は自分たちの仕事ではない」,「運動は治療の一環ではない」と考えているスタッフも存在するからである.

2) 運動チームによる全医療スタッフへの教育のポイント

運動は治療の一環であるため,運動の効果,必要性を全医療従事者が理解しなくてはいけない.運動チームから全職員に知識と実技を指導してもらい,全スタッフが全患者の運動療法に関わることが運動療法を成功に導くポイントと思われる.勉強会には資料が必要であるが,資料作りに多くの時間をかけない方が良く,勉強会の時間も 15〜20 分程度で終わる方が良い.運動のために日常業務の時間に支障が出ては運動嫌いのスタッフを作ってしまうからである.

2. 全医療スタッフは患者が行う運動を実際に体験することが大事

　　患者が行う体力測定や運動を医療スタッフ全員が体験すべきである. 体力測定は, 運動効果の判定として患者は半年に 1 回程度行うことが勧められ, 内容は腎臓リハビリテーションガイドラインに記載されている Short Physical Performance Battery (SPPB) や握力検査などでよい[2]. 全スタッフには, 1 年に 1 回程度, 患者と同じ内容で体力測定を行うと良い. 我々の施設では健康診断時に体力測定も義務付けて行っている. 運動に関しては, ストレッチとして下肢攣り予防の代表的な下肢の底屈背屈運動, レジスタンス運動の基本であるスクワットや尻上げ運動, かかと上げ運動など, 有酸素運動として自転車こぎ運動ぐらいは体験学習すると良い. 患者と同じ運動を体験することで, 運動時や体力測定時に自分と比べることができ, 患者への声かけに役立つ.

3. 運動療法で使用する備品の整備

1) ボール, ゴムチューブなど

　　器具を使わないベッド上の運動でも, 有酸素運動とレジスタンス運動は可能であるが, ボールやゴムチューブを使用することで運動の種類も増え, 患者の満足度向上にも役立つ. 直径約 575mm, 170mm, 75mm の 3 種類の大きさのボールがあり[1] 図2, 運動種目により使い分けることができるが, 価格や収納場所, 運動効率を考慮すると, 径約 170mm の中ボールが好ましい. 中ボールは内転筋運動, ハムストリングス運動, ヒールスライド運動などに用いる[1] 図3. 小さいボールは握力強化運動に用いる. 握力運動はシャント血管が細く穿刺困難なシャント血管の発達形成にもつながる.

　　ゴムチューブは, 価格, 収納場所ともに問題が少ない器具でありレジスタンス運動に使用することが多い. 形状は全体がリング状になっている物, 手や足先が入る大きさのリングが連なった形状の物, 1 本で好きな長さに切れる物もある 図2. 患者の運動能力に合わせ

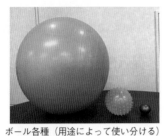

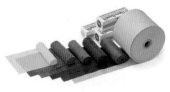

セラバンド（好きな長さに切断可能）

ボール各種（用途によって使い分ける）
大（径約 575mm）
中（径約 170mm）
小（径約 75mm）

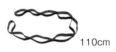

110cm
バンド（好きなリングに手足を
入れ長さを調整出来る）

低　　　中　　　高

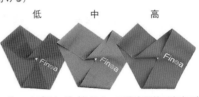

シェイプリング（色によって強度調整が出来る）

図2 ボール，ゴムチューブなど

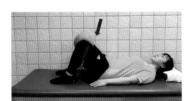

ボールスクイーズ（内転筋）

ボールを両膝で挟んで緩ませる動作を繰り返し行う。

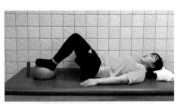

レッグプレス（ハムストリングス）

ボールを両足裏で押しつぶし戻す動作を繰り返し行う。

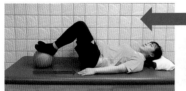

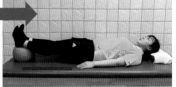

ヒールスライドバランス運動

ボールを足裏で踏みつけてハムストリングを収縮させ、ボールをつぶしたまま両膝を伸ばし元のポジション
に戻す動作を繰り返す。常にバランスを取りながら行う。

図3 径 170mm のボールを用いた運動

て強度が低い物から高い物まで選べることも長所である．足のみに
使用する運動，足と手を使う運動，手と手で行う運動など種類は豊
富であるが，透析中の運動はシャント肢を避ける方がよいため下半
身を中心とした運動が勧められる．

2) 可能ならばエルゴメーター設置も望ましい

　　透析患者が背臥位でペダルを漕ぐことができるエルゴメーターが
考案されており透析ベッドに設置して使用する 図4．他動運動型で
運動速度のみ設定できる電動型エルゴメーターと，一定の負荷をか
けられる負荷量可変型エルゴメーターの2種類がある．エルゴメー
ターの単位はワット（Watt）で運動の強さを示しており，ペダルを
漕ぐ速さとペダルの重さで決まる．身体機能評価の結果に基づき持
続時間と強度を設定し，患者の能力に従って徐々に持続時間と強度

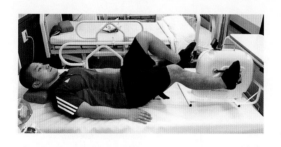

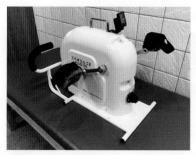
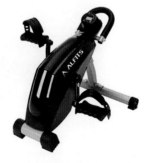

図4 エルゴメーター

を上げていく．エルゴメーターによるペダル漕ぎは基本的には有酸素運動であるが，Watt数の調整や，運動時にゴムチューブ，アンクルウエイトなどの重りをつけることでレジスタンス運動も可能である．エルゴメーターを使用する運動は，理学療法士や作業療法士がいない施設でも，医師の指示のもとに看護師が指導しやすい運動であるが，欠点としては価格の問題や，ビル診療などでは収納場所の確保が困難であることがあげられる．

4. 患者に運動療法の効果や必要性を理解してもらう

わかりやすい資料作成 図5 や，楽しい運動に関連したニュース（メキシコの地下鉄でスクワット10回をセンサーのマット上で行う

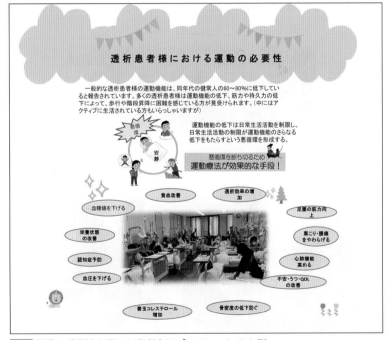

図5 運動の重要性を示した患者向けパンフレットの1例

と乗車券が無料になる）などを掲示し，運動を身近な物にすることが大事である．本格的な運動療法を開始する前に，足首の底屈背屈運動など簡単な運動をさせてみるのも一法である．簡単な運動でも，下肢攣りが防止され，足の保温などが得られることを実感できると，患者は積極的に運動療法に取り組むようになる．

5. 患者が楽しいと感じる運動療法を企画する

透析治療は厳しい食事制限があり，透析の拘束時間も長く，毎回太い針で穿刺され，血圧の動揺からふらつきを覚えるなど，患者にとっては辛い治療を強いられている．そこに辛い運動が加わったのでは患者は運動療法を行わない．透析中の運動は楽しさを感じ，笑いがあり，効果，達成感を自覚できるものでなくては，取り組むことも継続することも困難である．音楽やリズムを利用して行う運動療法は，副交感神経の活動を促進し心理的なストレスを軽減したり楽しさを感じる可能性があり推奨できる[3]．運動療法を成功させるポイントは，簡単，効果，低強度，楽しさに尽きる．また，患者が運動を行っている時間帯は全医療スタッフがルーチンワークを中断して，全員が監視役として運動に参加して常に患者への励ましを行うことが重要である．

Memo 我々の施設では運動療法を始めた 2013 年から，楽曲やリズムに合わせて行うつばさミュージックエクササイズ（TMX）を考案して行っています[1]．患者は透析ベッドの上部に設置された TV モニターを見て，予めビデオ撮影されて DVD に焼き付けられている健康運動指導士による見本運動に従って，ベッド上で 20 分間の運動を行います．2METs 程度の低強度運動ですが，継続することで筋力と運動耐能力がアップすることが証明されています．半年ごとに楽曲と運動内容を変えてマンネリ化を避けるように工夫しています．患者が運動を行っている 20 分間は全医療スタッフがルーチンワークを中断して，全員が監視役として運動に参加して常に患者への励ましを実践しています．

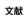 透析中運動療法

文献

1) 大山恵子. 透析中の運動療法（指導）の実際と管理. 日本腎臓リハビリテーション学会誌. 2022;
1: 188-204.

2) 日本腎臓リハビリテーション学会, 編. 腎臓リハビリテーションガイドライン. 東京: 南江堂;
2018.

3) Mitsiou M, Dimitros E, Roumeliotis S, et al. Effects of a combined intradialytic exercise training program and music on cardiac autonomic nervous system activity in hemodialysis patients. Life（Basel）. 2022; 12: 1276.

〈大山恵子〉

Question

13 透析中運動療法の禁忌を教えてもらえますか？

Answer

1. 心血管疾患のリハビリテーションに関するガイドラインにある運動負荷の禁忌を参照することが推奨される.
2. 運動中に起こり得る有害事象を事前に想定し, 適切なモニタリングと判断を通じて有害事象を回避することが重要である.
3. 透析中運動療法では, 血圧低下やバスキュラーアクセス関連の事故に留意すべきである.

1. 心血管疾患における運動負荷の禁忌を参照

　　運動負荷試験ならびに積極的な運動療法が禁忌となる疾患・病態について, それぞれ 表1 と 表2 に示す[1]. 病態が不安定な透析患者に運動負荷（身体機能評価, 運動療法など）を実施すれば, 病態の悪化や急変を生じる危険性（リスク）を伴うのは当然のことである. そこで, それらを実施する有益性（ベネフィット）と運動負荷によって生じ得るリスクを比較するために, まずは患者が禁忌に該当するか否かを確認することが必要である. 運動負荷の禁忌や運動療法の中止基準については様々な疾患のガイドラインや成書に記載されているが, 腎臓リハビリテーションガイドライン（日本腎臓リハビリテーション学会発行）においては, 心血管疾患のリハビリテーションに関するガイドラインを参照することが推奨されている[2].

Memo　　2018 年に発行された腎臓リハビリテーションガイドラインでは, 運動負荷の禁忌・中止基準として「心血管疾患におけるリハビリテーションに関するガイドライン（2012 年改訂版）」が引用されています. この日本循環器学会が発行しているガイドラインは 2021 年に改訂された

ため，本稿においては改訂後のガイドラインに掲載されている表を引用し，内容について解説しました．

　絶対的禁忌とは，ベネフィットがリスクを上回ることがないと判断できる状態であり，一般的に運動負荷の適応ではない．相対的禁忌とは，ベネフィットとリスクのバランスを個々の患者において評価したうえで，ベネフィットがリスクを上回る際には運動負荷の実施を検討できる状態である 図1 ．禁忌に該当しない患者であっても，リスクが 0（ゼロ）というわけではない．患者の有するリスクがベネフィットを上回る場合には，運動負荷を実施すべき状態ではないといえる．透析患者は多様な疾患を複数保有していることが多いた

表1 運動負荷試験が禁忌となる疾患・病態

絶対的禁忌
1. 2 日以内の急性心筋梗塞
2. 内科治療により安定していない不安定狭心症
3. 自覚症状または血行動態異常の原因となるコントロール不良の不整脈
4. 症候性の重症大動脈弁狭窄症
5. コントロール不良の症候性心不全
6. 急性の肺塞栓または肺梗塞
7. 急性の心筋炎または心膜炎
8. 急性大動脈解離
9. 意思疎通の行えない精神疾患

相対的禁忌
1. 左冠動脈主幹部の狭窄
2. 中等度の狭窄性弁膜症
3. 電解質異常
4. 重症高血圧＊
5. 頻脈性不整脈または徐脈性不整脈
6. 肥大型心筋症またはその他の流出路狭窄
7. 運動負荷が十分行えないような精神的または身体的障害
8. 高度房室ブロック

＊原則として収縮期血圧＞200mmHg，または拡張期血圧＞110mmHg，あるいはその両方とすることが推奨されている．
（日本循環器学会. 2021 年改訂版心血管疾患におけるリハビリテーションに関するガイドライン. 2021. p.36）[1]

表2 積極的な運動療法が禁忌となる疾患・病態

絶対的禁忌
1. 不安定狭心症または閾値の低い（平地のゆっくり歩行［2 METs］で誘発される）心筋虚血
2. 過去3日以内の心不全の自覚症状（呼吸困難，易疲労感など）の増悪
3. 血行動態異常の原因となるコントロール不良の不整脈（心室細動，持続性心室頻拍）
4. 手術適応のある重症弁膜症，とくに症候性大動脈弁狭窄症
5. 閉塞性肥大型心筋症などによる重症の左室流出路狭窄
6. 急性の肺塞栓症，肺梗塞および深部静脈血栓症
7. 活動性の心筋炎，心膜炎，心内膜炎
8. 急性全身性疾患または発熱
9. 運動療法が禁忌となるその他の疾患（急性大動脈解離，中等症以上の大動脈瘤，重症高血圧[*1]，血栓性静脈炎，2週間以内の塞栓症，重篤な他臓器疾患など）
10. 安全な運動療法の実施を妨げる精神的または身体的障害

相対的禁忌
1. 重篤な合併症のリスクが高い発症2日以内の急性心筋梗塞[*2]
2. 左冠動脈主幹部の狭窄
3. 無症候性の重症大動脈弁狭窄症
4. 高度房室ブロック
5. 血行動態が保持された心拍数コントロール不良の頻脈性または徐脈性不整脈（非持続性心室頻拍，頻脈性心房細動，頻脈性心房粗動など）
6. 最近発症した脳卒中[*3]
7. 運動負荷が十分行えないような精神的または身体的障害
8. 是正できていない全身性疾患[*4]

禁忌でないもの
1. 高齢者
2. 左室駆出率低下
3. 血行動態が保持された心拍数コントロール良好な不整脈（心房細動，心房粗動など）
4. 静注強心薬投与中で血行動態が安定している患者
5. 補助人工心臓（LVAD），植込み型心臓電気デバイス（永久ペースメーカ，植込み型除細動器〔ICD〕，両室ペーシング機能付き植込み型除細動器〔CRT-D〕など）装着

[*1]: 原則として収縮期血圧＞200mmHg，または拡張期血圧＞110mmHg，あるいはその両方とすることが推奨されている.
[*2]: 貫壁性の広範囲前壁心筋梗塞，ST上昇が遷延するものなど.
[*3]: 一過性脳虚血発作を含む.
[*4]: 貧血，電解質異常，甲状腺機能異常など.
（日本循環器学会. 2018, Fletcher GF, et al. 2013, 日本循環器学会. 2019 より 作表）
（日本循環器学会. 2021 年改訂版心血管疾患におけるリハビリテーションに関するガイドライン, 2021. p.37）[1)]

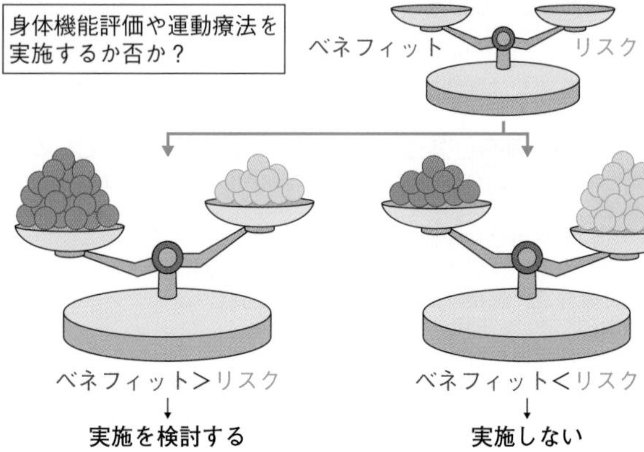

身体機能評価や運動療法を
実施するか否か？

ベネフィット　　　　リスク

ベネフィット＞リスク　　　　　ベネフィット＜リスク
↓　　　　　　　　　　　　↓
実施を検討する　　　　　　**実施しない**

図1 運動負荷の禁忌該当時における実施可否の判断基準

め，私たち医療者には疾患・病態に基づきリスクとベネフィットの
バランスを評価する思考を身につけて，運動負荷を行う前に適切な
評価を実践することが望まれている．

2. 運動中に起こる有害事象の予測と回避が重要

運動療法実施中の中止基準を 表3 に示す[1]．運動療法を実施する
際には，運動中に起こり得る有害事象を事前に想定し，いかに回避
するかがきわめて重要となる．そのため，運動療法を実施している
最中にどのような状況になったら要注意なのか，または運動を中止
するかについては運動を始める前から基準を決めておき，その判断
をするために必要なモニタリングを行うことになる．運動負荷を中
止すべき状況を生じた場合には早急な対応が必須となるため，有害
事象が発生した場合にどのように対処するかについては，急変時を
想定して事前にスタッフ間でシミュレーションをしておくと良い．

**One point
Advice**　透析中運動療法に関する系統的レビュー・メタ解析では，運
動に関連した有害事象として血圧低下と下肢の疼痛・軽傷が示されている
ものの，通常の透析治療と比較して有害事象の発生率に有意差はないこと

が報告されています[3]．一方で，この結果を解釈するうえでは，研究対象者の背景がわが国の日常診療と乖離していること（年代が比較的若い，病態の悪い患者は研究の除外基準となっている，など）および有害事象について述べられていない研究が多いことなどを考慮すべきです．つまり，高齢で多疾患有病者の多いわが国の臨床現場で透析中運動療法を実装するうえでは，未だ十分に解明されていないことが多いため，これまでの研究結果をそのまま鵜呑みにはできないということです．運動療法を実施する前にその目的を明確にしたうえで，その対象と具体的な方法を吟味しつつ，慎重に透析中運動療法を進める必要があるといえます．

表3 運動療法実施中の中止基準

絶対的中止基準
- 患者が運動の中止を希望
- 運動中の危険な症状を察知できないと判断される場合や意識状態の悪化
- 心停止，高度徐脈，致死的不整脈（心室頻拍・心室細動）の出現またはそれらを否定できない場合
- バイタルサインの急激な悪化や自覚症状の出現（強い胸部痛・腹痛・背部痛，てんかん発作，意識消失，血圧低下，強い関節痛・筋肉痛など）を認める
- 心電図上，Q波のない誘導に1mm以上のST上昇を認める（aV_R，aV_L，V_1誘導以外）
- 事故（転倒・転落，打撲・外傷，機器の故障など）が発生

相対的中止基準
- 同一運動強度または運動強度を弱めても胸部自覚症状やその他の症状（低血糖発作，不整脈，めまい，頭痛，下肢痛，強い疲労感，気分不良，関節痛や筋肉痛など）が悪化
- 経皮的動脈血酸素飽和度が90％未満へ低下または安静時から5％以上の低下
- 心電図上，新たな不整脈の出現や1mm以上のST低下
- 血圧の低下（収縮期血圧＜80mmHg）や上昇（収縮期血圧≧250mmHg，拡張期血圧≧115mmHg）
- 徐脈の出現（心拍数≦40/min）
- 運動中の指示を守れない，転倒の危険性が生じるなど運動療法継続が困難と判断される場合

（日本循環器学会. 2021年改訂版心血管疾患におけるリハビリテーションに関するガイドライン. 2021. p.37）[1]

3. 血圧低下やバスキュラーアクセス関連の事故に要注意

　　運動療法を透析中に実施するうえでの特有な注意事項としては，実施する時間帯の設定とシャント肢の管理があげられている[4,5]．運動する時間帯については，著明な血圧低下を避けるために透析時間の前半（2 時間以内）に実施することが推奨されている．また，バスキュラーアクセス関連の事故を防止するために，透析中はシャント肢の運動は避けて動かさないようにすべきとされている．そのため，バイタルサインに留意したうえで適切な姿勢を保持しながら可能な運動療法を選択することが重要となる．

文献

1) 日本循環器学会. 2021 年改訂版心血管疾患におけるリハビリテーションに関するガイドライン. 2021. https://www.j-circ.or.jp/cms/wp-content/uploads/2021/03/JCS2021_Makita.pdf（2023 年 9 月 1 日閲覧）

2) 日本腎臓リハビリテーション学会. 腎臓リハビリテーションガイドライン. 東京: 南江堂; 2018.

3) Pu J, Jiang Z, Wu W, et al. Efficacy and safety of intradialytic exercise in haemodialysis patients: a systematic review and meta-analysis. BMJ Open. 2019; 9: e020633.

4) Liguori G, Feito Y, Fountaine C, et al. ACSM's guidelines for exercise testing and pre-scription（eleventh edition）. Philadelphia: Wolters Kluwer; 2021. p.336-41.

5) Lambert K, Lightfoot CJ, Jegatheesan DK, et al. Physical activity and exercise recom-mendations for people receiving dialysis: a scoping review. PLoS One. 2022; 17: e0267290.

Column　　体重管理が不良な透析患者の運動療法はどうしますか？

1. 透析治療の至適化を優先

　　透析患者においては，透析治療を安定して行えているのが前提にあることで，安全かつ効果的な運動療法が実現可能となります．わが国の腎臓リハビリテーションガイドラインをはじめ，諸外国のガイドラインやステートメントのほとんどで，安定した透析治療が運動療法や身体活動指導を実施する前提としてあげられています．そのため，透析間の体重増加が著しくドライウエイトまでの除水が継続して困難な場合，または透析困難症を生じている場合には，透析治療の至適化を優先すべきであることから，運動療法は実施しない（中止する）ことが妥当な判断です．このような状況

では，体重管理がコントロールできるようになってきてから運動療法の実施（再開）を検討するのが理想といえます．

　上記のように回答すると「透析間の体重が増えやすい患者では，ずっと運動療法ができないのでしょうか？」という質問を受けることがあります．体重が何キログラム（何パーセント）増えると運動療法の禁忌であるといったような基準は一般化しておらず，あくまで透析治療が安定して行えているかを医学的に評価したうえで運動療法の実施可否を検討することが必要となります．透析間の体重が増えやすいとしても身体所見や自覚症状が落ち着いていれば運動療法の対象となり得るし，逆に体重があまり増えていなくてもそれらが安定していなければ運動療法を行うべきではありません．そのため，体重だけではなく複数の指標を併せて確認しながら，透析治療の実施状況を適切に把握することがきわめて重要となります．

2．運動療法を行う目的の明確化と具体的な方法の設定

　腎臓リハビリテーションの目的は，「腎疾患や透析医療に基づく身体的・精神的影響を軽減させ，症状を調整し，生命予後を改善し，心理社会的ならびに職業的な状況を改善すること」とされています．運動療法の実施はそれ自体が目的ではなく，あくまで前述もしくは患者ごとに設定した目的を達成するための手段です．目の前にいる患者にとっては今，何が重要なのでしょうか．透析治療による生命活動の維持・安定化を優先するのか，運動療法による日常生活活動能力の維持・改善を優先するのか，一度そういった目的に立ち戻って考えてみると良いです．前者を優先するのであれば体重管理が不良なときにあえて運動療法を実施すべきではなく，後者を優先するのであれば安全に運動できる方法を具体的に考えて処方することが必要となります．

　先にも述べた通り，身体所見や自覚症状が医学的に許容範囲内で透析治療を行えており，運動療法を行う必然性がある場合には，頻度・強度・時間・種類（英単語の頭文字をとって，FITT と呼ばれる）を患者ごとに慎重に設定して運動処方することを往々にして経験します．その場合，運動療法は低負荷（低強度，短時間）から開始し，患者の反応を確認しながら徐々に負荷を増加させていくと良いです．また，特に透析間の体重が増えやすい患者である場合には，運動療法を実施する時間帯を考慮すべきです．非透析日にバイタルサインが安定している患者では自宅での運動療法が適切であろうし，透析時間内のバイタルサインが安定している患者では除水がある程度進み，かつ血圧が下がり過ぎないうちに透析中運動療法を行うと

良いでしょう．やはり，運動療法を処方するにあたっては，個々の患者の病態や透析治療の状況把握を欠かすことはできません．

〈忽那俊樹〉

Question 14

透析中運動療法の運動処方はどのように決めればよいですか?

Answer

1. 運動処方は FITT の原則に基づいて決定する.

2. 有酸素運動は, ベッド上で実施可能なエアロバイクを用い, 運動時目標心拍数および主観的運動強度 Borg 指数で強度を設定し, 20〜60 分の運動を週 3 回実施することを目標とする.

3. レジスタンストレーニングは, トレーニング用チューブなどを用いて, Borg 指数で強度を設定する. 反復回数 8〜10 回を 1 セットとし, 合計 2〜3 セットを週に 3 回実施することを目標とする.

1. FITT の原則に基づく運動処方とは

運動処方とは, より安全に効率よく運動療法を行うために, 運動の頻度 (F: frequency)・強度 (I: intensity)・持続時間 (T: time or duration)・運動の種類 (T: type of exercise) を規定することである (FITT の原則). 過負荷の運動は血圧の変動や不整脈の出現リスクとなり, 病態の悪化を招く恐れがあるため, リスク管理のためにも適切な運動処方が望まれる.

2. 有酸素運動の処方

1) 有酸素運動の種類

一般的にはベッド上仰臥位で実施可能な自転車エルゴメーターを用いて行う. エルゴメーターには, 負荷量を手動で調整できるタイプ (負荷量可変型エルゴメーター) や, 電動でペダル回転をサポートするタイプ (電動型エルゴメーター), さらには両方の機能を有するデュアル型エルゴメーターがある 図1.

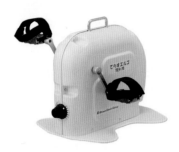 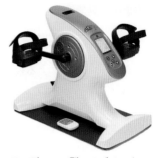

A: 負荷量可変型エルゴメーター　　　B: デュアル型エルゴメーター

図1　透析中のエルゴメーター運動（森山善文. ナースができる透析運動療法. 東京: Gakken; 2022. p.32）

A: 負荷量可変式タイプ（てらすエルゴ 4）. 3W から 20W の低負荷タイプと 20W から 70W の高負荷タイプの 2 種がある.

B: デュアル型エルゴメーター（エスカルゴ Ⅲ）電動サイクルは 12RPM～ 53RPM の 10 段階, 自力サイクルは 4W から 20W を 5 段階で調整できる.

2）有酸素運動の強度

　運動強度の指標は, 心肺運動負荷試験（cardio-pulmonary exercise test: CPX）により求める嫌気性代謝閾値（anaerobic threshold: AT）[1] がゴールドスタンダードとなっているが, CPX が実施できない場合は予測式を用いた心拍処方により強度を設定する.

　運動強度と運動中の心拍数は正比例の関係があるため, 運動中の心拍数をどの程度上げれば良いかという考えに基づくものであり, 実測の最大心拍数から求める方法や, 安静時心拍数や年齢から運動強度を算出する Karvonen 法がある[2].

a. 運動負荷試験による実測最大心拍数から求める方法

　エルゴメーターの負荷を段階的に増加させていき, 症候限界の負荷に到達した実測の最大心拍数を測定し, 実測最大心拍数の 50～70％の強度を運動時目標心拍数として設定する[3]. 運動負荷試験により心負荷が増大するため, 心電図モニター監視下で行う必要がある. 運動負荷試験中の胸部症状や運動器症状の出現, ST-T 異常や

不整脈の検出などにより，新たなリスクが明らかになることもあるため，リスク管理の観点からも運動負荷試験の実施が推奨される．

b. Karvonen 法

エルゴメーターによる最大負荷試験を行うことが困難な場合は，Karvonen 法を用いる．Karvonen 法は，

目標心拍数＝［予測最大心拍数（220−年齢）−安静時心拍数］
×運動強度（％）＋安静時心拍数

で求められ，運動強度は 0.3〜0.5 を代入する[3]．

ただし，β遮断薬を服用している場合，運動強度が過負荷になってしまう場合があり，Karvonen 法を用いた強度設定は適さない．また，透析患者の場合，運動に伴う心拍数が上昇しにくいケースも多く，自覚的な運動強度（Borg スケール）[4] を合わせて強度設定を行う．

c. 主観的運動強度（Borg 指数）

運動時の自覚的な運動強度を表す指標．6 は安静の状態，20 はこれ以上できない限界のきつさを表し，そのなかで 11 の「楽」から 13 の「ややきつい」と感じる程度が，自覚的な運動強度として推奨されている 表1．

d. トークテスト

運動中に会話を行い，息切れを起こしていないかを確認するテスト．一般的に運動中に会話可能であれば有酸素運動の範囲内とされている．息切れにより会話が途切れ途切れとなる場合は，有酸素運動の範囲（AT）を超えていると判断することができる．息切れがある場合は運動強度が高すぎるため運動負荷量を再調整する．

3）有酸素運動の時間

20〜60 分の範囲で行うことが推奨されている[3]．20 分の運動がきつい場合は，3〜5 分ごとに休憩をはさみ，合計して 20 分程度の運動になるようにする．

4）運動の頻度

週 3〜5 回程度が推奨[3] されており，毎回の透析日ごとに実施す

表1 主観的運動強度　Borg 指数

指数	自覚的運動強度	運動強度（％）
20	もう限界	100
19	非常にきつい	95
18		
17	かなりきつい	85
16		
15	きつい	70
14		
13	ややきつい	55
12		
11	楽である	40
10		
9	かなり楽である	20
8		
7	非常に楽である	5
6		

ることが理想となる．ただし，体調が優れない場合や血圧が不安定な場合は運動を休むなど，コンディションに合わせて調整する．

3. レジスタンストレーニングの処方

1）レジスタンストレーニングの種類

　透析中のレジスタンストレーニングはトレーニング用チューブなどを用いて，仰臥位にて下肢中心に行う 図2, 3．チューブは数段階の強度が設定されており，患者の身体機能に合わせて適切な強度のチューブを選ぶようにする．

2）レジスタンストレーニングの強度

　レジスタンストレーニングは，骨格筋に対し適切な負荷をかける

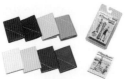
A: セラバンド

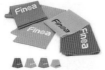
B: シェイプリング

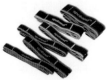
C: スポバンド

図2 レジスタンストレーニング用のチューブ

A: セラバンド．強度は 8 段階．幅が 12.5cm あり手で握りやすく，滑りにくいのが特徴．

B: Finoa シェイプリング．強度は 4 段階．リングの形状になっている．

C: スポバンド．6 種類のタイプに加え，1 つのバンドに 9 つの通し穴があり強度の微調整が可能．

SLR （大腿四頭筋）	ヒップアブダクション （外転筋）	ヒップフレクション （腸腰筋）

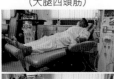 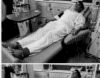 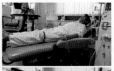

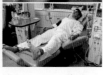 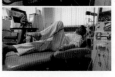

膝をしっかりと伸ばした状態で，股関節を曲げ下肢全体を挙上させる．このとき，足首と指先を，膝に引き寄せるように力をいれるように意識する．

膝をしっかりと伸ばした状態で，股関節を外転（側方へ開く）させる．膝蓋骨（膝のお皿）や大腿の前面が外を向かないように注意する．

一側の大腿部を，膝と股関節を曲げながら体幹（臍）へ引き寄せる．股関節前面の付け根にある筋の収縮を意識する．

図3 チューブを用いたレジスタンストレーニング

ことが重要となる．透析中に行うレジスタンストレーニングで適切な負荷をかける方法としては筋発揮張力維持法（LST: low intensity, slow and tonic force generation）がある．

LST は 1 つの動作につき 3 秒で上げ 3 秒で降ろすというように，ゆっくりとした動作で行うことにより筋発揮張力を維持し続け，筋

血流の制限を狙ったトレーニング法である．LST は筋や関節への負担が少なく，高負荷レジスタンストレーニングと同様の筋力増強効果が得られる[5]．また，心血管系に与える負担が小さい[6] ことから，高齢透析患者においても安全かつ効果的に行える運動方法といえる．

主観的強度としては，Borg scale 13「ややきつい」程度の強さを目標とする．強度が低い場合は，正しいフォームやスピードで行えているかを確認する．フォームやスピードに問題がなく強度が低い場合は，チューブの強度を変更する．

3）レジスタンストレーニングの時間（回数）

反復回数は 8〜10 回を 1 セットとし，2〜3 セットの回数を行うことが望ましいが，患者の身体機能によっては 1 セットから開始し，徐々にセット数を増やすようにする．呼吸に対する意識も重要であり，チューブを用いたレジスタンストレーニングにおいては，チューブを伸ばすときに呼吸を吐き，戻すときに吸うようにする．

4）レジスタンストレーニングの頻度

週 2〜3 回が推奨されているため，毎回の透析日ごとに実施する．ただし，体調が優れない場合は，無理せず休むようにする．

文献

1) Wasserman K, Whipp BJ, Koyal SN, et al. Anaerobic threshold and respiratory gas exchange during exercise. J Appl Physiol. 1973; 35: 236-43.

2) American College of Sports Medicine. 運動処方の指針 原書第 7 版. 東京: 南江堂; 2005.

3) 日本腎臓リハビリテーション学会, 編. 腎臓リハビリテーションガイドライン. 東京: 南江堂; 2018. https://minds.jcqhc.or.jp/n/med/4/med0363/G0001074.

4) Borg GA. Psychophysiological bases of perceivedexertion. Med Sci Sports Exerc. 1982; 14: 377-81.

5) Tanimoto M, Ishii N. Effects of low-intensity resistance exercise with slow movement and tonic force generation on muscular function in young men. J Appl Physiol. 2006; 100: 1150-57.

6) 大平雄一, 藤本健太郎, 西田宗幹. スロートレーニングにおける血圧および心拍数変動の検討. Japanese journal of allied health and rehabilitation. 2008; 7: 76-9.

　日々の透析記録には，患者の透析条件や透析中の治療や処置，透析治療中のトラブルなど，運動療法に関連する非常に多くの情報が記載されています．運動療法の実施の際は，必ず運動前に透析記録を確認し，透析の状況を把握する必要があります．

1. 透析中の血圧

　過去2週間〜1カ月程度の4時間の透析中の血圧の推移を確認します．運動療法の禁忌に該当する高血圧はもちろん，透析中低血圧の有無についても確認します．透析中低血圧は，透析後半で起こる急激な低下や，透析前半から後半にかけて常時低いものなど，透析治療中の低下のトレンドを把握するとともに，血圧低下の発生時の対応やケアの方法（補液，除水停止，除水速度の低下，薬剤の変更，下肢挙上，透析液温の変更など）を確認し，低血圧の原因の探索に努めます．透析中の運動療法は，運動後低血圧を惹起する可能性がゼロではないので，透析中低血圧を有する患者に対する運動療法は，厳格なリスク管理の下で実施します．

2. ドライウエイトの変化

　ドライウエイトの設定は，患者の体水分量と透析治療の除水量の決定に関与する重要な指標です．透析記録からは，過去2週間〜1カ月間のドライウエイトの変更の有無を確認します．ドライウエイトを変更している場合は，増加傾向・減少傾向のいずれにおいても，医療者の変更意図や，変更による身体症状の変化を確認する．特に運動療法に関連するものとして，体水分の溢水状況は肺うっ血に伴う運動時の呼吸困難感に関連し，筋肉量や体脂肪の増減もドライウエイトの変更に関わる重要な要因となります．

3. 除水の状況と体重の増減

　過去2週間〜1カ月間の透析治療間，および1回の透析治療における透析患者の体重の増減を確認する．透析治療間の体重の増加量は，中1日で体重の3%，中2日で5%が適切であるとされ，それ以上の体重増加は塩分や水分の摂取量過多を疑うとともに，溢水のリスクを評価します．また透析治療間の体重増加が多い場合，1回の透析治療では十分な除水が得られない症例も存在するため，そのような症例については毎回の透析治療でドライウエイトまで体重が低下しているかを確認します．そして体重・水分管理のアドヒアランスが低い患者には運動療法中にも，包括的な疾患管理に関わる教育的な介入が必要となります．

4. 透析条件の変更

透析条件は，透析の種類（HD，HDF，onlineHDF），血流量（QB），透析時間，ダイアライザーの種類など多岐にわたり，その効果判定は定期採血や患者の症状の変化から行われます．透析条件の変更が行われた場合，その変更はどのような治療効果（溶質除去量の変化，透析関連症状の改善，栄養状態や食事の改善）を期待して行われたのか，その治療効果はどの指標（P，Ca，K，Kt/V，GNRI，nPCR，% CGR など）で判定が可能なのか，確認を行います．上記の透析条件は，食事・栄養療法と合わせて，運動療法の効果を最大化するために必要不可欠であり，集学的・包括的に介入することが望ましいです．

5. 透析中のアクシデントの確認

もし過去に透析中のアクシデントが発生していた場合，透析記録からその状況を把握しておく必要があります．透析患者は基礎疾患が多く，合併症をもつ患者も少なくありません．特にシャントの状況（狭窄，閉塞，脱血不良，止血不良など）や，循環器系の問題（狭心痛や不整脈の発生など）は透析治療の可否に直接影響する可能性があるため，重要な情報となります．また，運動療法においては，骨関節痛（腰痛など）の発生も実施に大きく影響するため，状況把握に努める必要があります．

〈森山善文〉

Question 15

透析前に運動して良いですか？　その場合，運動処方の設定はどうすればよいですか？

Answer

1. 適切なリスク管理下であれば，透析前は透析がない日と同様に積極的な運動療法が実施できる．

2. 透析前に体液過剰や電解質異常がある管理不良な患者に対する過度な運動負荷は，心不全の増悪を招く可能性がある．

3. 運動前は問診，視診，バイタル測定が基本であり，体調不良やうっ血所見がないかを把握する．

4. 運動は全身の筋肉に対するレジスタンストレーニング，最低20分以上の有酸素運動を基本とし，適宜バランストレーニングも取り入れる．

5. 運動中は自覚症状の確認とバイタル測定を適宜実施し，中止基準や普段の運動中の症状との相違がないかを確認する．

1. 適切なリスク管理の下であれば透析前には積極的な運動が可能

　　透析前は電解質異常，体液過剰による心不全，アシドーシスなどの尿毒症や腎不全に起因した症状が潜在的に存在する．したがって，問診や視診，バイタル測定，さらに個々の患者の透析間の体重変動の特徴やライフスタイルなどの適切な情報収集が必要である．しかしながら，情報収集に基づいたリスク管理を適切に実施すれば，透析前は非透析日などと同水準での積極的な運動療法が実施可能である．透析中と比較すると透析外の運動療法は制限が少なく，運動耐容能の改善効果も大きいことが知られている[1]．さらに，歩行能力などの身体機能が低下した患者では，有酸素運動に加え，バランス運動やADL動作練習など，バリエーションに富んだプログラムが実施可能である．したがって，透析施設に運動スペースが確保され

ている場合には，透析前に運動療法を実施することを第一に推奨したい．また，透析中の循環動態が安定しない患者でも，透析前の実施は積極的な運動の実施に繋がる．一方で，透析中の循環動態が安定した患者では，有酸素運動については透析中でも比較的実施しやすいプログラムであるため，レジスタンストレーニングやバランス運動などを透析前に優先的に実施し，有酸素運動は透析中に実施するといった方法も有用である．

2. 透析前の身体的な特徴

透析患者では，左室肥大，拡張機能障害，心筋線維化を特徴とする尿毒症性心筋症を高頻度に認め，収縮機能が保たれた心不全（heart failure with preserved ejection fraction: HFpEF）を潜在的に呈していることが多い[2]．このような器質的な変化に加え，透析前には電解質異常や体液過剰によって心負荷は増大し，高血圧を呈しやすい．したがって，水分や塩分の管理が不良な透析患者に過度な運動負荷をかけることは，さらなる心負荷の増大と心不全の増悪を招く可能性がある．また，電解質異常の中でも特にカリウムは，静止膜電位の維持に重要な役割を果たしている．透析前の高カリウム血症と徐脈性不整脈の関連が指摘されており[3]，血清カリウム値が $8.0\mathrm{mEq/L}$ を超えると重度の徐脈性不整脈のリスクが増加するとされる．これらの背景から，透析間中2日の透析前では突然死の頻度が高いことは良く知られている．運動は骨格筋においてカリウムを細胞内から細胞外へシフトさせて血清値を上昇させることから，体液過剰の程度を適切に把握することや，定期的な透析前の生化学検査の結果から著しい高カリウム血症を否定しておくことは透析前に運動を実施する上で重要である．

また，透析患者では腎臓における重炭酸イオンの産生と再吸収が障害されており，透析前は低重炭酸イオン血症に伴う代謝性アシドーシスが存在する場合がある．嫌気性代謝閾値以上の強度の運動は，乳酸が産生されるため，低重炭酸イオン血症を呈する患者では乳酸

を十分に緩衝できないことから代謝性アシドーシスのリスクが想定される．しかしながら，透析治療中に透析液から重炭酸イオンは補完されており，筆者らの施設においては，透析間中1日の場合にはほとんどの症例で血清重炭酸イオン濃度は正常範囲内にあることを確認している．また，透析前に心肺運動負荷試験を実施した研究においても，重篤なアシデミアは誘発されないことが報告されている[4]．したがって，運動に伴う代謝性アシドーシスについては，透析前に高強度の運動を持続的に実施する場合の注意点として押さえておく必要はあるが，運動は原則中強度以下で実施されるため，そのリスクは少ないと考えられる．

3. 運動前のリスクの把握

1）問診，視診，バイタル測定

　毎回の運動療法開始前は，問診と視診，バイタル測定が基本となる．積極的な運動療法は原則体調が良い時に実施することが好ましく，普段と異なる自覚症状（足腰の痛み，発熱，感冒症状，倦怠感，頭痛やめまい，睡眠不足，食欲不振，下痢，腹痛など）がないかを確認する[5]．毎回全ての項目を細かく聴取するのではなく，該当するような症状があったら担当の医療者に伝えるように患者教育をしておくことも重要である．また，特に透析前については，息切れや起坐呼吸，咳き込み，胸の痛み，手足や瞼の浮腫，倦怠感などのうっ血所見について確認しておく必要がある．血圧や脈拍，SpO_2 などのバイタル測定についても，毎回の運動前に実施し，収縮期血圧200mmHg，拡張期血圧120mmHgを超えるような高血圧または過度な低血圧，安静時脈拍数120/分以上の頻脈などがある場合は，運動は控えた方が良い．表1 にはリハビリテーションの中止基準を示す[6]．リハ実施可否の判断には，「1. 積極的なリハを実施しない場合」，「4. その他の注意が必要な場合」を参考にするとよい．また，レジスタンストレーニングや積極的な有酸素運動など，血圧の変動が大きいと想定されるプログラムは，収縮期血圧180mmHg

以上の場合にも実施を控えた方がよく，160mmHg 未満にコントロールしてから介入することが望ましい.

表1 リハビリテーションの中止基準

1. 積極的なリハを実施しない場合
   ①安静時脈拍 40/ 分以下または 120/ 分以上
   ②安静時収縮期血圧 70mmHg 以下または 200mmHg 以上
   ③安静時拡張期血圧 120mmHg 以上
   ④労作性狭心症の方
   ⑤心房細動のある方で著しい徐脈または頻脈がある場合
   ⑥心筋梗塞発症直後で循環動態が不良な場合
   ⑦著しい不整脈がある場合
   ⑧安静時胸痛がある場合
   ⑨リハ実施前にすでに動悸・息切れ・胸痛のある場合
   ⑩座位でめまい，冷や汗，嘔気などがある場合
   ⑪安静時体温が 38℃以上
   ⑫安静時酸素飽和度（SpO$_2$）90％以下

2. 途中でリハを中止する場合
   ①中等度以上の呼吸困難，めまい，嘔気，狭心痛，頭痛，強い疲労感などが出現した場合
   ②頻脈が 140/ 分を超えた場合
   ③運動時収縮期血圧が 40mmHg 以上，または拡張期血圧が 20mmHg 以上上昇した場合
   ④頻呼吸（30 回 / 分以上），息切れが出現した場合
   ⑤運動により不整脈が増加した場合
   ⑥徐脈が出現した場合
   ⑦意識状態の悪化

3. いったんリハを中止し，回復を待って再開する場合
   ①脈拍数が運動前の 30％を超えた場合．ただし，2 分間の安静で 10％以下に戻らない時は以後のリハを中止するか，またはきわめて軽労作のものに切り替える
   ②脈拍が 120/ 分を超えた場合
   ③1 分間 10 回以上の期外収縮が出現した場合
   ④軽い動機，息切れが出現した場合

4. その他の注意が必要な場合
   ①血尿の出現
   ②喀痰量が増加している場合
   ③体重増加している場合
   ④倦怠感がある場合
   ⑤食欲不振時・空腹時
   ⑥下肢の浮腫が増加している場合

2) ライフスタイルの把握

　特に若く就労をしている患者や，高齢でも活発な患者ほど中2日の透析前には過剰な塩分摂取や水分摂取による高血圧や体調の不調などを訴えることが多く，運動中の疲労感や息切れなどの自覚症状も強いことが多い．そのため，週末の外食や飲酒の習慣，中2日の体重増加の推移などを把握しておくと良い．体重増加は，中2日ではドライウェイトの5%未満に止めるように指導が必要であり，増加量の多い患者では塩分の制限も注意喚起を行うことで，安全かつ積極的な運動介入にもつながる．一方で，夏場などたくさん汗をかいた場合などは，脱水を生じるリスクもある．また，尿毒症に伴って高度な食思不振を生じている患者も少なくない．Protein-energy wasting などの栄養状態に関連した検査項目の把握とともに，食事の状況（喫食率や1日の食事頻度）なども把握しておくと良い．

4. 透析前に実施する運動の処方

　運動処方は，ガイドラインで示されている通り大きな筋肉を動かす数種類のレジスタンストレーニングと，少なくとも20分以上の中強度の有酸素運動を中心とするプログラムが標準とする 表2 [7]．また，バランス機能が低下した患者では，バランスを意識したトレーニングを取り入れると良い．頻度は，週3回（毎回の透析前）に実施することが好ましい．

1) レジスタンストレーニング

　運動の種類は大きな筋群を使って複数の関節を同時に動かす上肢と下肢の運動を複数種類実施することが推奨されている [7]． 図1 には透析前に実施できるレジスタンス・バランストレーニングの一例を示した．平行棒などがあると実施しやすいが，これらの運動は透析ベッドの柵や，廊下の手すり，またはテーブルなどを利用すれば実施可能である．特にバランス機能が低下した患者においては，サイドランジ，バランスマット上での片脚立位とステップ，ウォールプッシュなどの運動も実施すると良い．また，透析前の実施では，

表2 血液透析患者に推奨される運動処方例

	種目	運動時間	運動頻度	運動強度
有酸素運動	・エルゴメーター ・トレッドミル	20〜40分	週3〜5回	・PRE 11〜13 ・嫌気性代謝閾値の心拍数* ・最高心拍数* の50〜70%
レジスタンストレーニング	・重錘, セラバンド ・自重トレーニング（スクワット, カーフレイズ, 椅子からの立ち座り）	10〜20分	週3〜5回	・PRE 13〜17 ・1RM（or 5RM）の60〜70%
バランストレーニング	・バランスマット上 ・片脚立位, タンデム立位, セミタンデム立位, 閉脚立位	5分	週3〜5回	・上肢支持なしで, 最低10秒以上は保持可能な姿勢

*運動負荷試験から得られた
RM: repetition maximum, PRE: ratings of perceived exertion
（日本腎臓リハビリテーション学会. 腎臓リハビリテーションガイドライン Guide-line for renal rehabilitation. 南江堂; 2018[7] より）

　運動機能の近い患者で小グループを作り，転倒などの安全面に配慮しながら立ち上がり動作やスクワット，バランス練習を小集団で実施する方法なども用いられている.

　レジスタンストレーニングの強度は **表3**[8] を参考するとよい. 強度は Borg スケールを用いるのが最も実施しやすく，15回程度を1セットとして2〜3セット実施する. 1RM（repetition maximum）（1回だけ実施することができる最大負荷量のこと）を用いる場合，測定にはリスクを伴うため，実際は3回だけできる最大負荷を測定し，1RM の近似値として，その相対的な強度を用いる. 何回でも反復できてしまうような低強度のレジスタンストレーニングでは，良好なトレーニング効果は期待できない. したがって，日常生活動作以上の負荷量をかけ，1セット終了時に運動筋に適度の疲労を感じる程度の強度で実施する（過負荷の原理）.

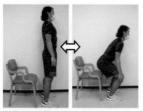

スクワット

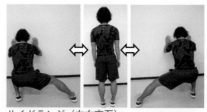

サイドランジ（左右交互）
壁に手を添えて，深く踏み込む

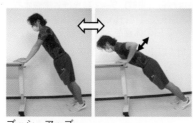

プッシュアップ
開始時の身体の角度で負荷を調節

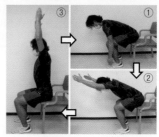

バックエクステンション
手から挙げる（体幹が先行しない）

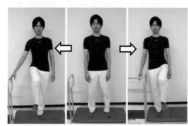

バランスマット上でのステップ
下肢を上げて2秒保持
（20回×2セット程度）

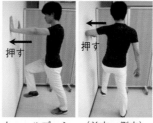

ウォールプッシュ（前方・側方）
姿勢を保持し，壁を強く押す
（左右脚をそれぞれ10秒×10回）

図1 レジスタンス・バランストレーニングの一例

2）有酸素運動

　運動の種類は，トレッドミルを用いた歩行や自転車エルゴメーターを使用した運動が実施されているが，転倒などの安全面を考慮すると自転車エルゴメーターを用いた有酸素運動が最も実施しやすい．

表3 レジスタンストレーニングの運動処方

対象	% RM		RPE	回数
後期高齢者・虚弱者	下肢: 40〜60% RM		Borg スケール: 12〜13	10〜15 回 / セット *少なくとも 15 回できる負荷
	上肢: 30〜40% RM			
後期高齢者・虚弱者以外	50〜80% RM		Borg スケール: 12〜16	10〜15 回 / セット
その他の配慮	・息を止める,力むことを避ける. ・求心性収縮は息を吐きながら(呼気)2〜3 秒かけて,遠心性収縮は息を吸いながら(吸気)2〜3 秒かけて実施する. ・上半身と下半身の運動を交互に行い,十分な休憩を入れる. ・毎日ではなく,中 1〜3 日の休養を入れて,週 2〜3 回行う.			

*筋力を増強するためには,40〜60% RM 以上の強度で実施する.
(Piepoli MF, et al. Eur J Heart Fail. 2011; 13: 347-57[8] より)

　移動能力の低下した高齢患者などでは,リカンベントタイプのエルゴメーターの方が安全に運動を実施できる.
　透析患者の運動強度の処方例を 表4 [9] に示す.まず,中強度以上の強度で実施する場合には,1〜3 分程度は低強度でのウォーミング

表4 透析患者における有酸素運動の強度処方

嫌気性代謝閾値(AT)	目標: AT 到達 1 分前の work rate,AT 到達時の心拍数・血圧・RPE 以下
予測最大心拍数(HR)	・% HR max 法: 目標心拍数=(220-年齢)×目標運動強度(50〜70%) ・% HR reserve 法: 目標心拍数=[(HRmax-HRrest)×目標運動強度(40〜60%)]+HRrest
HR を用いた簡易法	初期の目標心拍数=安静時 HR+15 拍　*虚弱高齢者は+10 拍から開始 *目標心拍数の上限: 安静時 HR+30 拍(虚弱高齢者やβ遮断薬服用者では安静時+20 拍)
自覚的運動強度(Borg スケール)	軽度(9〜11)から中等度(12〜13),虚弱・後期高齢 CKD 患者では軽度から開始.

* HR と Borg スケールの両方の基準を順守する.

アップ運動を実施する．可能であれば心肺運動負荷試験により嫌気性代謝閾値（AT）を測定し，AT 到達 1 分前の運動強度（work rate）を目標負荷量とした上で，AT 時点の心拍数を超えないように実施することが最適な処方である．AT の測定が難しい場合は，予測最大心拍数に基づいて HR max 法，HR reserve 法（Karvonen 法）を用いた相対的な運動処方が広く利用されている．しかし，透析患者ではこれらの方法は心拍数の実測値と乖離することが報告されている[10]．最も簡便な方法は，高齢透析患者では AT が安静時心拍数の＋15 拍付近に存在することが報告されており[10]，運動療法導入時点では安静時心拍数の＋15 拍（後期または虚弱高齢者では＋10 拍）を目標心拍数として Borg スケール（12〜13）と併せて運動中にモニタリングし，反応をみながら漸進的に強度を増加させていくことで安全な運動介入が可能となる．

3）高度な息切れや虚弱を呈する透析患者に対する運動の工夫

前述したように，透析患者では心拡張障害を特徴とする HFpEF の頻度が高い．心拡張障害は運動中に左房圧を上昇させ，肺うっ血を引き起こし息切れとして現れる．さらに運動に伴う循環血液量の増加は，心臓の前負荷増大を引き起こして左房圧をさらに上昇させる．この症状は，透析前の体液過剰状態によってさらに助長される可能性が高い．このような患者では，心肺運動負荷試験における換気効率の指標（$\dot{V}E/\dot{V}CO_2$ slope）が不良な結果を示す．重度の拡張障害を呈する患者においては，運動負荷の軽減により息切れの緩和を図るよりは，いったん無負荷に近い状態まで運動負荷を下げ，静脈還流量と前負荷を減らすことで左房圧や肺動脈圧を低下させることが重要である[11]．こうした症例においては，息切れは過負荷を示すのではなく，その患者の特徴を表しているということを理解することが重要であり，症状の回復を待って運動を開始するインターバルトレーニングが有効である．持続運動と比較して，インターバルトレーニングは単調さが少なく忍容性も高いとされている．

また，虚弱を呈する高齢透析患者では末梢の骨格筋機能の低下に

よって推奨強度での有酸素運動を持続することが困難なことも多い．この場合にも，むやみに運動強度を軽減するよりは，インターバルトレーニングを採用して推奨レベルの運動強度の達成を優先し，合計運動時間が推奨レベルとなるようにすることが効果的な介入となる．

5. 運動中のリスク管理

表5 [9] には運動中のモニタリング項目と中止基準を示した．心肺運動負荷試験により運動耐容能の評価や運動処方を実施していない症例においては，運動初回導入時や，有酸素運動の運動負荷を一定以上増加させる場合などには心電図モニタリングを実施することが推奨され，表5 の心電図の項目の心電図変化がないかを確認する [7]．

また，運動中は定期的に自覚症状やバイタル測定を実施し，表1 の「2．途中でリハを中止する場合」「3．いったんリハを中止し，回復を待って再開する場合」の項目と照らし合わせ，該当する症状がないかを確認する．自覚症状に関する項目については，該当する症状が生じた場合には，医療者側に速やかに伝えるように教育をしておく．

さらに普段の運動中の症状を把握しておくことも大切であり，同

表5 安定期維持透析患者におけるモニタリング項目と中止基準

自覚症状	・同負荷における Borg スケール 2 以上の増加 ・運動中の著明な息切れや倦怠感（Borg スケール 14 以上）
心拍数	・同負荷における心拍数 10 拍以上の上昇 ・運動中の心拍数低下（徐脈の出現）
血圧	・運動中の収縮期血圧（SBP）20mmHg 以上の低下
その他	・発汗，顔面蒼白，意識混濁，疼痛の出現
心電図	・著明な ST 低下および QRS 変化（2mm 以上の水平型または下降型 ST 低下）または著明な軸偏位 ・多発性心室期外収縮，心室期外収縮 3 連発，上室性頻拍，房室ブロック，徐脈性不整脈

じ運動負荷にも関わらず Borg スケールが 2 以上増加した場合や心拍数が普段よりも 10 拍以上上昇した場合には運動を中断し，負荷量の軽減または運動の中止を考慮する 表5 .

文献

1) Konstantinidou E, Koukouvou G, Kouidi E, et al. Exercise training in patients with end-stage renal disease on hemodialysis: comparison of three rehabilitation programs. J Rehabil Med. 2002; 34: 40-5.

2) Patel N, Yaqoob MM, Aksentijevic D. Cardiac metabolic remodelling in chronic kidney disease. Nat Rev Nephrol. 2022; 18: 524-37.

3) Wong MCG, Kalman JM, Pedagogos E, et al. Bradycardia and asystole is the predominant mechanism of sudden cardiac death in patients with chronic kidney disease. J Am Coll Cardiol. 2015; 65: 1263-5.

4) Latos DL, Strimel D, Drews MH, Allison TG. Acid-base and electrolyte changes following maximal and submaximal exercise in hemodialysis patients. Am J Kidney Dis. 1987; 10: 439-45.

5) 腎疾患重症化予防実践事業生活・食事指導マニュアル改訂委員会, 編集. 日本腎臓学会, 監修. 慢性腎臓病生活・食事指導マニュアル. 東京: 東京医学社; 2015.

6) 前田 真. リハビリテーション医療における安全管理・推進のためのガイドライン. The Japanese Journal of Rehabilitation Medicine. 2007; 44: 384-90.

7) 日本腎臓リハビリテーション学会. 腎臓リハビリテーションガイドライン— Guideline for renal rehabilitation. 東京: 南江堂; 2018.

8) Piepoli MF, Conraads V, Corrà U, et al. Exercise training in heart failure: from theory to practice. A consensus document of the Heart Failure Association and the European Association for Cardiovascular Prevention and Rehabilitation. Eur J Heart Fail. 2011; 13: 347-57.

9) 富野康日己, 監修, 井尾浩章, 中田純一郎, 編著. 必携！ 血液透析実践マニュアル. 東京: 中外医学社; 2023.

10) Oyanagi H, Usui N, Tsubaki A, et al. An equation to predict peak heart rate for prescribing exercise intensity in middle-aged to older patients requiring hemodialysis. Eur J Appl Physiol. 2022; 122: 2233-41.

11) 高橋 哲. 運動療法時のリスク管理の要点—適切な運動療法によりアクシデントを防ぐ—. 理学療法の歩み. 2021; 32: 3-9.

〈臼井直人〉

Ⅲ. 透析中運動療法

透析中運動療法を行うにあたり，心電図や血液データで注意すべき点はありますか？

Answer

1. 虚血性心疾患を示唆する心電図所見には注意を要する.
2. 心電図で不整脈を有する患者に注意を要する.
3. 不整脈を誘発するリスクがある電解質異常.
4. 貧血の改善が重要.

透析患者における運動療法は，運動耐容能，歩行機能，身体的QOLを改善する効果がある[1]. 透析中の運動療法に対する診療報酬が認められるようになり，多くの施設で透析時運動療法が行われるようになった. 透析時運動療法は一般に安定している患者に対して行われていると考えられるが，安全に行われるためにハイリスク患者への配慮が必要である. 現在，透析時運動療法に行う際に明文化された禁忌・中止基準はなく，「心血管疾患におけるリハビリテーションガイドライン」[2]に示されている基準を参考にすることが推奨されている[3]. 同ガイドラインにある運動療法の禁忌を 表1 に，運動療法実施中の中止基準を 表2 に示す. これらの表を参考に，日常行われる心電図や血液検査データから注意すべき点を論じる.

1. 虚血性心疾患を示唆する所見には注意を要する

透析患者では虚血性心疾患の罹患率が高く，無症候性であることが多い[4]. 定期心電図検査でST-T変化，Q波の出現を認めた場合には胸部症状がなくても心臓の精査を行うべきである. 左室肥大のある患者ではすでにST-T変化を有している場合も多く，新たな変化を検出することが難しい場合がある. 非特異的な心電図変化の場合は，過去の所見との比較とともに臨床症状や血液生化学所見と合わせて診断する. 定期的な心電図検査が望ましい.

表1 運動療法が禁忌となる病態[2]

絶対的禁忌
1. 不安定狭心症または閾値の低い（平地のゆっくり歩行［2METs］で誘発される）心筋虚血
2. 過去3日以内の心不全の自覚症状（呼吸困難，易疲労感など）の増悪
3. 血行動態異常の原因となるコントロール不良の不整脈（心室細動，持続性心室頻拍）
4. 手術適応のある重症弁膜症，とくに症候性大動脈弁狭窄症
5. 閉塞性肥大型心筋症などによる重症の左室流出路狭窄
6. 急性の肺塞栓症，肺梗塞および深部静脈血栓症
7. 活動性の心筋炎，心膜炎，心内膜炎
8. 急性全身性疾患または発熱
9. 運動療法が禁忌となるその他の疾患（急性大動脈解離，中等症以上の大動脈瘤，重症高血圧[*1]，血栓性静脈炎，2週間以内の塞栓症，重篤な他臓器疾患など）
10. 安全な運動療法の実施を妨げる精神的または身体的障害

相対的禁忌
1. 重篤な合併症のリスクが高い発症2日以内の急性心筋梗塞[*2]
2. 左冠動脈主幹部の狭窄
3. 無症候性の重症大動脈弁狭窄症
4. 高度房室ブロック
5. 血行動態が保持された心拍数コントロール不良の頻脈性または徐脈性不整脈（非持続性心室頻拍，頻脈性心房細動，頻脈性心房粗動など）
6. 最近発症した脳卒中[*3]
7. 運動負荷が十分行えないような精神的または身体的障害
8. 是正できていない全身性疾患[*4]

禁忌でないもの
1. 高齢者
2. 左室駆出率低下
3. 血行動態が保持された心拍数コントロール良好な不整脈（心房細動，心房粗動など）
4. 静注強心薬投与中で血行動態が安定している患者
5. 補助人工心臓（LVAD），心臓植込み型デバイス（永久ペースメーカ，植込み型除細動器〔ICD〕，両室ペーシング機能付き植込み型除細動器〔CRT-D〕など）装着

[*1]: 原則として収縮期血圧＞200mmHg，または拡張期血圧＞110mmHg，あるいはその両方とすることが推奨されている.
[*2]: 貫壁性の広範囲前壁心筋梗塞，ST上昇が遷延するものなど.
[*3]: 一過性脳虚血発作を含む.
[*4]: 貧血，電解質異常，甲状腺機能異常など.
（日本循環器学会. 2018，Fletcher GF, et al. 2013，日本循環器学会. 2019 より作表）

表2 運動療法実施中の中止基準[2]

絶対的中止基準
- 患者が運動の中止を希望
- 運動中の危険な症状を察知できないと判断される場合や意識状態の悪化
- 心停止，高度徐脈，致死的不整脈（心室頻拍・心室細動）の出現またはそれらを否定できない場合
- バイタルサインの急激な悪化や自覚症状の出現（強い胸痛・腹痛・背部痛，てんかん発作，意識消失，血圧低下，強い関節痛・筋肉痛など）を認める
- 心電図上，Q 波のない誘導に 1mm 以上の ST 上昇を認める（aV_R, aV_L, V_1 誘導以外）
- 事故（転倒・転落，打撲・外傷，機器の故障など）が発生

相対的中止基準
- 同一運動強度または運動強度を弱めても胸部自覚症状やその他の症状（低血糖発作，不整脈，めまい，頭痛，下肢痛，強い疲労感，気分不良，関節痛や筋肉痛など）が悪化
- 経皮的動脈血酸素飽和度が 90％未満へ低下または安静時から 5％以上の低下
- 心電図上，新たな不整脈の出現や 1mm 以上の ST 低下
- 血圧の低下（収縮期血圧＜80mmHg）や上昇（収縮期血圧≧250mmHg, 拡張期血圧≧115mmHg）
- 徐脈の出現（心拍数≦40/min）
- 運動中の指示を守れない，転倒の危険性が生じるなど運動療法継続が困難と判断される場合

専門医による心臓精査のうえ，虚血性心疾患発症のリスクが低い非特異的変化であると判断されれば運動療法を行うことは可能である．

2. 不整脈を有する患者に注意を要する

心室細動 / 粗動，持続性心室頻拍，洞不全症候群，洞房ブロック，高度房室ブロックなどの危険な不整脈は積極的治療の対象なので，一般に運動療法を行う場面ですでに治療されており問題になることは少ないだろう．心房細動や心室期外収縮は無症状で経過観察になっていることが多いが以下のように注意を要する．

1）心房細動

透析患者の心房細動合併率は加齢・透析期間とともに増加する傾向にある[5]．一般に心房細動患者は脳梗塞を合併するリスクが高い

と考えられワルファリン投与が試みられるが, 透析患者の場合はワルファリンの効果は認められず, 投与は推奨されていない[4].

心房細動であっても脈拍数・血行動態が安定している患者であれば運動療法は可能である. しかし運動負荷によって脈拍が変動し, 胸部症状や心不全徴候をきたす可能性があるので, 何らかの症状を自覚する場合は脈拍をモニターしながら運動療法を行うことが望ましい. 非透析者の心房細動患者において運動療法は安全に施行可能で運動耐容能を向上させると考えられているが[2], 透析を行っている心房細動患者への運動療法の有効性についてはまだエビデンスが不足している.

2) 心室期外収縮

心室性期外収縮（単発, 2連発まで）は自覚症状が軽微であれば経過観察とすることが多い. しかし, 運動負荷によって心室期外収縮が増加する場合は高リスクと考えられるので必要に応じて運動時のモニタリングを行う[2]. 単回の心電図検査で高頻度に期外収縮を認める場合はHolter心電図を行い, 多形性や3連発異常, R on T型などの有無を評価しておきたい. 心室頻拍や心臓突然死リスクと関連する可能性があるので, これらの所見や運動時の期外収縮増加を認めた場合は専門医での精査, 治療が望ましい.

3. 不整脈を誘発する可能性がある電解質異常

透析患者にみられやすく, また不整脈と関連する最も重要な電解質異常としてカリウムの異常がある. 以前は透析患者には高カリウム血症が多く見られたが, 最近は患者の高齢化とともに低栄養状態とともに低カリウム血症を呈する患者も認められるようになった. 高カリウム血症は心室細動, 洞不全, 房室ブロックの原因として重要である[5]. 一般的に高カリウム血症の心電図上の特徴とされるT波増高やQRS延長が, 透析患者では認められない症例があるので注意が必要である. 透析前に低カリウム血症がある場合, 透析中にさらにカリウム値が低下する可能性がある. 低カリウム血症では心

筋細胞の静止膜電位が深くなり QT 延長が起こり，心房細動や Torsades de Pointes といった不整脈リスクが高くなる．

　高カリウム血症，低カリウム血症を呈する患者が運動を行う場合には薬剤や栄養指導，透析処方などでカリウムを正常化させることが望ましい．

4. 貧血の改善が重要

　運動療法の効果を十分に発揮するためには貧血の改善が重要である．貧血は透析患者の一般的な合併症であり，心不全のリスクや死亡率と関連している[6]．また貧血により体内の酸素運搬能力の低下を引き起こし，組織への酸素供給不足から倦怠感や息切れといった症状と関連する．透析患者における貧血の改善は倦怠感を改善することが報告されており，運動療法を行う上で有益であると考えられる[3]．ガイドラインにそった貧血治療が重要である．

Column　退院直後に透析中運動療法を再開する際の判断基準は？

　どういった疾患で入院していたかによって判断は変わります．短期の入院で日常生活に支障がないレベルの患者であれば，ほとんどの場合軽い負荷の運動から再開し，症状を見ながら負荷を上げていけると思います．しかし，大きな手術後や長期入院後で栄養状態，心肺機能，活動性が低下している場合は運動耐容能の評価が必要になります．本項にあげた心電図所見・電解質異常，貧血があれば原因検索とそれらへの介入を優先します．状態改善後，主治医，リハビリスタッフ，透析室スタッフで相談し，その時点で患者に最も適した負荷から開始するとよいでしょう．安全に運動療法を施行し，十分な効果があげられるようにコンディショニングすることは非常に重要です．

文献

1) Anding-Rost K, von Gersdorff G, von Korn P, et al. Exercise during hemodialysis in patients with chronic kidney failure. N Engl J Med Evidence. 2023.

2) 日本循環器学会, 日本心臓リハビリテーション学会. 心血管疾患におけるリハビリテーションに関するガイドライン [Internet]. 2021 https://www.jacr.jp/cms/wp-content/uploads/2015/04/JCS2021_Makita2.pdf

3) 日本腎臓リハビリテーション学会. 腎臓リハビリテーションガイドライン. 東京: 南江堂; 2018.

4) 日本透析医学会. 日本透析医学会「血液透析患者における心血管合併症の 評価と治療に関するガイドライン」. 透析会誌. 2011; 44: 337-425.

5) 田部井薫. 透析中の危険な心電図異常. 日本透析医会誌. 2013; 28: 364-9.

6) Silverberg D, Wexler D, Blum M, et al. The cardio-renal anaemia syndrome: Does it exist?　Nephrol Dial Transplant. 2003; 18 (suppl 8): viii 7-12.

〈伊東　稔〉

Ⅲ. 透析中運動療法

17　高齢者の運動療法はどうすればよいですか？

Answer

1. 高齢者に対する運動療法の効果のエビデンスの現状として，身体機能改善の状況を理解する．

2. 高齢者に対する運動療法のアウトカムを理解し，身体機能だけでなく，患者の日常生活や生活の質をアウトカムとして評価・介入することが重要である．

3. 高齢者に対する運動療法は一般的な方法に準じ，整形外科的問題などの高齢者に多い合併症に注意点し，特に ADL が低い症例や認知症を有する症例には，特別な配慮を行う．

4. 透析前の運動療法が適切な選択となる場合がある．

5. 多職種連携を取り入れ，非透析日にも運動療法を提供することが必要である．

1. 高齢者に対する透析中の運動療法の効果

　　近年，透析中の運動療法に対する効果が多くの研究で示されている．しかしながら，多くの研究は中年の患者を対象としており，透析患者の高齢化が問題となる本邦の状況に対して，高齢者を対象としたエビデンスはきわめて少ない．先行研究では，70 歳以上の高齢者においても，6 カ月の透析中運動療法によって全身的な身体機能の指標である Short physical performance battery（SPPB）が，対照群よりも有意に改善することが示されている[1]．しかしながら，運動開始後 1 年間継続した時点の検討では，運動群は身体機能に有意な改善を認めず（身体機能の低下を認めず），逆に対照群は有意な身体機能の低下を認めた[2]．以上の検討から，透析中の運動療法に限定した介入で得られる身体機能の改善は，主に運動開始後の最初

の 6 カ月間得られることが示唆されている．これは透析中に実施で
きる運動の種類や強度に限界があることが影響している可能性があ
る．透析中の運動療法に関して，その効果を身体機能に限定すると，
効果は運動実施期間に比例して右肩上がりに得られるものではなく，
身体機能の維持も効果であると解釈する必要があるかもしれない．

2. 透析中の運動療法のアウトカム

　近年，透析治療の標準的アウトカムとして，Standard outcome
in nephrology-hemodialysis（SONG-HD）[3] が提唱されている．
SONG-HD によれば，透析治療のアウトカムは，心血管イベント
や全死亡のほかにも，疲労（Fatigue），就労能力（Ability to work），
家族や友人への影響（Impact on family/friends），移動能力（Mo-
bility）などがあげられている．この他にも，身体機能や ADL の低
下が家族の介護負担に直結する高齢者においては，ADL 評価や介護
量の評価が必須である．患者本人の ADL 評価には Birthel index や
Functional independence measure が一般的であり，また介護
者の介護負担は Zarit 介護負担尺度で評価が可能である．また身体
機能の改善が乏しい場合は，運動のアウトカムを身体機能ではなく，
高齢者の生活に設定することも有効かもしれない．例えば質問紙
（IPAQ）や身体活動量計を用いた在宅での身体活動量の評価や，Life
space assessment（LSA）による生活活動範囲の評価，社会的フ
レイルと関連のある "他人とのつながり" を評価できる Lubben
Social Network Scale-6（LSNS-6）などがある．また QOL も
KD-QOL や EQ5D などを用いることで評価することができる．以
上のように，高齢者に対する運動療法では，身体機能に限定せず，
患者の生活をアウトカムとして，評価・介入する必要がある．

3. 高齢者に対する運動療法の実施方法と注意点

　透析中に関しても，非透析中であっても，運動療法は年齢の影響
だけで運動方法に違いはない．一般的な運動療法は運動強度が個別

的に設定されるため，低体力の高齢者であっても，その個人にあった運動強度で運動を提供することで，運動実施が可能である．一方で，年齢とは別に配慮すべき点として，高齢者は骨関節系に障害をもつ場合もあり，運動による疼痛の発生や悪化には注意が必要である．また下記に示す ADL が低い症例や認知症の症例には，別に配慮が必要となる．

1）ADL レベルが低い症例に対する対応

患者によっては，身体機能が低く ADL が車椅子レベルの患者も存在する．そのような患者は，身体機能評価も，ADL が自立している患者のように歩行速度の測定は困難である場合がある．また自主練習を基本とする透析中の運動療法を想定した場合，ゴムバンドの操作に必要な，ゴムを足にかける，ゴムを左右の足で架け替えるなどの動作が，自己での管理が難しいかもしれない．さらに一般的な運動療法による改善効果，例えば歩行の改善など，ADL 動作上で明確な困難感の改善や向上が見られにくく，本人と医療職者ともに運動の効果を感じにくいことも考えられる．

ADL レベルが低い症例の評価は，その症例が実施できる身体機能評価を個別に選定し，定期的に把握すると同時に，運動の目的を別途個別的に設定することで，本人や医療者の運動継続に向けたモチベーションを維持する必要がある．例えば車椅子からベッドへの移乗の介助量の軽減や，在宅での活動量の増加など，患者個人の生活を見据えて，個別的な運動目標を設定する必要がある．

透析中の運動療法の実施，特にゴムバンドの操作が難しい場合は，運動負荷の方法を重錘に変更することで，個人の操作の負担を軽減させることができる．患者の身体機能や体力の程度によっては，無負荷（自身の下肢の自重のみ）の運動も選択肢の１つとなる．透析前の待ち時間での体操など，透析以外での運動を考慮する．さらに非透析日での介護保険での通所リハビリテーションや訪問リハビリテーションの利用を考慮する必要があるかもしれない．

2) 認知機能が低下した症例に対する対応

　自主練習を基本とする透析中の運動療法では，運動種目や方法を覚えられないほど認知機能が低下した症例は，通常の運動実施が困難となる．認知症を有する症例は，運動の意図の理解や，正しい運動方向などの理解が困難となる．

　認知機能の低下した症例においては，運動の種目を減らし，非常にシンプルな運動にするなどの対応が必要である．また ADL レベルが低い症例と同様，ゴムバンドよりも重錘を用いて負荷を行う方が，患者の運動に対する操作の負担を減らすことができる．複数の運動を覚えられない場合，重錘負荷にて単一の運動（例えば下肢の屈伸や SLR，足踏みなど）の反復によって，運動が可能か検討する．さらに動画や音声でのガイドが有効な場合もあるため，運動の方法と運動の回数のカウントをレコーダーに吹き込み，実施する工夫もある．

　上記のような運動の工夫にも関わらず，透析中の運動療法が実施困難な症例も存在する．つまり非監視型での運動実施が困難で，医療者の監視のもとでなければ（常に横で声をかけ続けなければ）運動が実施困難な場合がある．医療者の監視の必要性によって，他の業務に支障が出る場合は，透析中の運動療法は適応外と判断せざるをえない症例が存在するのも事実である．その場合は，ADL が低い症例と同様，介護下での運動療法を考慮する．

4. 透析前の運動療法

　透析中の運動療法は，4 時間の透析治療時間中の有効活用と，安静時間の低下という観点で有用性が高い反面，臥位で実施可能な運動に限られるという欠点がある．また臥位は座位や立位と比べて眠気を誘発しやすいという点も，ADL レベルの低い高齢者では運動の妨げになる場合がある．一方で，透析前に待合室などで運動療法が提供できる場合は，高齢者に対する運動療法として適切な場合がある．座位や立位での運動は，下肢に体重支持のための負荷がかかる

ため，スクワットや起立訓練，片足立ちなどの運動によって，十分
な負荷がかけられる場合が多い．また座位や立位は，臥位に比べて
覚醒レベルが向上するため，透析中は寝てしまう高齢者でも，透析
前に実施可能となることが多い．転倒リスクを回避するための環境
設定（手すりの使用など）や，通常の業務に加えて透析前に人員配
置をする必要性はあるものの，高齢者に対する運動療法の1つの選
択肢として，透析前の運動療法は有用である．

5. 多職種連携による非透析日の運動療法

　身体機能やADLが低下すればするほど，透析中の運動療法単独
で運動療法を提供することが困難となる．透析前の運動療法に加え
て，非透析日の運動も非常に重要である．認知症や低いADL機能
によって，非透析日の運動を自主練習として提供できない高齢者の
場合は，介護保険を用いた監視下での運動療法が必要となる．担当
のケアマネジャーや，デイケア，デイサービス，訪問リハビリテー
ション事業所の理学療法士と連携をとることで，非透析日の運動療
法が可能となる．透析室から連携をとる場合，症例の透析関連の情
報に加えて，透析室での身体機能や運動療法の実施状況，ADLの情
報を伝えると，よい連携が取れるだろう．例えば，身体機能が経年
的に徐々に低下している，透析ベッドへの移乗や送迎者の乗り降り
の介助量が増加している，透析中の運動療法の実施が困難である，
などの情報はケアプランやリハビリテーションの計画に反映される
ことで，多職種での包括的なケアが可能になると考えられる．

文献
1) Yabe H, Kono K, Yamaguchi T, et al. Effects of intradialytic exercise for advanced-age patients undergoing hemodialysis: A randomized controlled trial. PLoS One. 2021; 16: e0257918.
2) Yabe H, Kono K, Yamaguchi T, et al. Effect of intradialytic exercise on geriatric issues in older patients undergoing hemodialysis: a single-center non-randomized controlled study. Int Urol Nephrol. 2022; 54: 2939-48.

3) Tong A, Manns B, Hemmelgarn B, et al. SONG-HD Investigators. Establishing core outcome domains in hemodialysis: Report of the Standardized Outcomes in Nephrology-Hemodialysis (SONG-HD) Consensus Workshop. Am J Kidney Dis. 2017; 69: 97–107.

〈矢部広樹〉

III. 透析中運動療法

骨格筋電気刺激法について教えてください

Answer

1. 骨格筋電気刺激法は運動の代替方法として期待される.

2. 運動は全身機能に与える影響が，電気刺激には局所に与える影響がある.

3. 電気刺激には電気刺激条件が種々あり，適切な方法を取ることで効果が高まる.

4. 電気刺激の有害事象は皮膚トラブル，筋肉痛などが報告されるが重篤な有害事象の報告はない.

1. 骨格筋電気刺激は運動の代替方法として期待される

　　透析患者は高齢化し，アドヒアランスが低く，運動耐容能が低下し，運動の実施や継続が困難な例も多い[1]．また，透析治療そのものによる時間的制約から，運動のための時間を創出することが厳しい．一方，骨格筋電気刺激は患者の過剰努力なしに，不随意的に骨格筋収縮を主とした運動の代替作用が期待できるため，透析患者のリハビリテーションメニューの1つとして提案される[2]．

2. 運動は全身機能に与える影響が，電気刺激には局所に与える影響がある

　　運動においては中等度以上の負荷抵抗運動では10回を数セット，週3〜5日行うことで，2週間程度から神経要因からの運動単位の増加による筋力増強効果が，8から12週以上で筋肥大による筋力増強効果がもたらされる．また，最大酸素摂取量などの心肺機能をはじめとした全身の身体機能改善もはかることができる[3]．一方，電気刺激においては，速筋優位にすべての運動単位が不随意的に動

員され，電極貼付部位依存の局所での筋力増強効果が得られる．したがって，より電気刺激を広範囲に行うことで，多くの骨格筋に影響を与えうるベルト式電気刺激は有用な手段であると考えられる．

1）ベルト電極式骨格筋電気刺激法（B-SES：ビーセス）の方法について

B-SES とは，腹部から下肢広範囲の筋肉を動かす電気刺激療法である．

全体が電極となっているベルト 図1 を臍部，両大腿および下腿の周囲に巻きつけることで，電気が筒状になって下肢全体に流れる．

また，電極の面積が大きいため，電位が分散され，痛みを感じずに強い筋収縮を行え，体内の 70％の筋肉を占めている下肢全てを動かすことにより，エネルギー消費を高め，効果的な運動の代用になる．周波数を調整することで，有酸素運動から高い運動負荷まで，

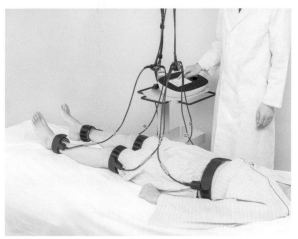

図1 ベルト式電気刺激のベルト
臍部（体幹）・両大腿 2 本・両下腿 2 本にベルトを装着し，体幹から下肢まで通電治療可能なベルト式電気刺激装置 G-TES（Homer Ion Institute Co., Ltd., 東京, 日本）を使用し，各患者の疼痛閾値よりも低く刺激強度を設定し，骨格筋電気刺激を実施する．

症例に合わせ透析中のベッド上で安全に実施することができるとされる[4].

3. 電気刺激には電気刺激条件が種々あり，適切な方法を取ることで効果が高まる

　Homma ら[5]の高齢の血液透析患者を対象とした報告では，20Hz，40 分，12 週間，対照群と比較し SPPB・6MD が改善していた．2020 年の透析患者を対象とした透析中の電気刺激の Pedro ら[3] の系統的レビュー・メタ解析によると，10〜50Hz，6〜12 週の電気刺激により筋力・身体機能が改善するとされる．

4. 電気刺激の有害事象は皮膚トラブル，筋肉痛等報告されるが重篤な有害事象の報告はない

　心血管疾患リハビリテーションガイドラインに従った運動療法の実施では有害事象の報告はなく，電気刺激においても重篤な有害事

表1 電気刺激の適応・禁忌について

適応
・鎮痛
・局所の運動機能改善（筋力増強，筋萎縮予防，痙性抑制）
・末梢循環改善
・創傷治癒促進

禁忌や要注意事項
・心臓ペースメーカーなど生体内電極など埋め込み者（誤作動防止）
・心臓近位部周辺（不整脈惹起）
・感覚障害および酒気帯び（刺激強度が正しく設定できないため）
・悪性腫瘍 / 頭蓋および顔面領域（有効性を示すエビデンスがないため）
・筋収縮が禁忌となる部位
・頸動脈領域（血圧への悪影響惹起）
・出血傾向のある部位

（木村 浩彰, 他. Jpn J Rehabil Med. 2017; 54: 590–5 を改変）

象の報告はない．適応や禁忌は運動療法に準じるが，電気刺激固有の禁忌として皮膚のトラブルが重度な者や電子機器埋込み型の患者などへの適応はないと考えられる 表1 ．

まとめ

電気刺激は運動の代替として有効で，刺激範囲の広いベルト式電気刺激は身体活動量が低下した透析患者に有効な可能性がある．実施には実施要件を遵守して行う必要がある．

文献

1) Manfredini F, Mallamaci F, D'Arrigo G, et al. Exercise in patients on dialysis: A multi-center, Randomized Clinical Trial. J Am Soc Nephrol. 2017; 28: 1259-68.

2) Wilkinson TJ, McAdams-DeMarco M, Bennett PN, et al. Advances in exercise therapy in predialysis chronic kidney disease, hemodialysis, peritoneal dialysis, and kidney transplantation. Curr Opin Nephrol Hypertens. 2020; 29: 471-9.

3) Valenzuela Pedro L, Morales Javier S, Ruilope Luis M, et al. Intradialytic neuromuscular electrical stimulation improves functional capacity and muscle strength in people receiving haemodialysis: a systematic review. J Physiother. 2020; 66: 89-96.

4) Suzuki T, Ikeda M, Minami M, et al. Beneficial effect of intradialytic electrical muscle stimulation in hemodialysis patients: A Randomized Controlled Trial. Artif Organs. 2018; 42: 899-910.

5) Homma M, Miura M, Hirayama Y, et al. Belt electrode-skeletal muscle electrical stimulation in older hemodialysis patients with reduced physical activity: A Randomized Controlled Pilot Study. J Clin Med. 2022; 11: 6170.

〈三浦美佐　上月正博〉

Ⅲ．透析中運動療法

Question 19 透析中運動療法を継続するためのポイントを教えてください

Answer

1. 透析患者の運動継続率は低いため，運動障壁・脱落要因を理解し，そこに働きかけることが継続につながる．
2. 生活の質・身体機能の向上は透析患者の運動を促進する上で重要な役割を果たす．
3. 運動の専門家が介入することで透析中運動療法の継続率が上がる．

　2022年度から透析中の運動療法指導加算の算定が可能となり，透析中運動療法が全国的に広がっている．透析中運動療法は，透析患者の低い身体機能や身体活動量の向上を目的として実施され，効果が示されている[1]．一方で，多くの施設で透析中運動療法の実施・継続ができていないのが現状である．そこで本稿では，透析中運動療法を継続するポイントについて，患者側・透析スタッフ側の両面に焦点を当てて，障壁と促進因子について解説したい．

1．透析患者・スタッフの運動障壁を理解することが運動療法継続には有用である

1）透析患者の運動障壁と脱落因子

　透析中運動療法の系統的レビュー・メタ解析では，運動効果を得るためには6カ月以上の運動継続が必要とされ[2]，運動療法の継続の重要性が示されている．しかしながら，透析患者は不快感，安全への不安，興味の低下など，運動に対する多くの障壁を持ち[3]，透析中運動療法の脱落率は6カ月で26.4％，1年で44.3％と[4]，運動継続率は低い．脱落要因には低い歩行能力，透析量不足，高齢，炎症高値が関与する．また，透析中運動療法開始時の透析患者の運動目的を調査した結果，運動継続群は具体的かつ能動的な目的を設定

していたのに対し，脱落群は抽象的かつ受動的な内容が目的であった[5]．さらに外来血液透析患者の定期的な身体機能評価プログラムの脱落要因には，セルフ・エフィカシーが抽出された[6]．脱落要因には身体機能に加え，心理的側面といった様々な要因が関わっている．

2) 透析スタッフの運動障壁

透析スタッフ側では，専門家からのアドバイスがない，運動に関する専門的な知識がないなどが運動障壁となる[3] 表1．透析クリニックでは，運動の専門家が常駐している施設はほとんどなく，専門的な知識の不足が最も大きな障壁である．そのため，外部の運動の専門家の派遣，施設内のリハビリテーション職による透析スタッフへの教育・知識の共有を実施し，透析室全体で透析中運動療法に向けた準備をしていく必要がある．

2. 透析患者の運動療法の促進因子・動機を理解する

透析患者の運動の動機は，生活の質・身体機能向上，健康になりたいである[7]．さらに運動の促進には，透析スタッフ・仲間・家族のサポート，運動の専門家の介入・具体的な運動目的の設定であり[8]，多職種連携・サポートが有効である．

透析スタッフ側にも透析中運動療法の障壁が存在するため，運動障壁・阻害因子を理解し，運動の促進因子・動機に働きかける必要がある 図1．

3. 運動の専門家である理学療法士を含めた多職種連携が有用である

1) 透析スタッフへの対応

透析中運動療法の実施は，透析室に常駐している看護師・臨床工学技士が中心となる．しかし，透析スタッフの運動障壁・阻害の多くは，運動に関する専門的な知識がなく，運動療法実施への不安感が強い．理学療法士から運動療法に対する知識や技術の共有が必須であり，定期的な勉強会を実施していく必要がある．理学療法士に

よる運動療法に関する専門知識の共有・実践により，透析室スタッフが感じている運動療法実施に対する不安に対処することができる．

2）透析患者への対応

　安全への不安や興味の低下に対しては，看護師を中心とした透析スタッフのサポートが有用である．実践の場面で看護師は透析患者の最も身近な存在であり，日々の声掛け，励ましを介し，運動が継続できるよう支援することができる．低いセルフ・エフィカシーや抽象的・受動的な運動目的に対しては，理学療法士によるカウンセリングの実施が必要である．運動開始時にカウンセリングを行うことで動機付け向上を図り，本人が望む目標や目的を設定していく．

表1　透析患者と透析スタッフの運動障壁

	透析患者（n＝471）	透析スタッフ（n＝90）
1 位	不快感	専門家からのアドバイスがない
2 位	安全への不安	運動に関する専門的な知識がない
3 位	興味の低下	運動機器がない
4 位	運動できる場所がない	算定がとれない
5 位	仲間がいない	忙しくて時間の余裕がない

（Wang XX, et al. Am J Phys Med Rehabil. 2020; 99: 424-9 より引用）[3]

運動障壁
- ✓ 安全への不安，興味がない
- ✓ 運動に関する専門的知識がない
- ✓ 低いセルフ・エフィカシー
- ✓ 抽象的，受動的な運動目的
- ✓ 透析量不足，炎症高値
- ✓ 歩行能力低下，高齢

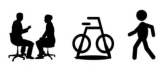

運動促進
- ✓ 透析スタッフ・仲間・家族のサポート
- ✓ 運動の専門家の介入
- ✓ 具体的な運動目的
- ✓ 疾病の受容
- ✓ 運動機器の提供

図1　透析患者の運動促進と運動障壁

透析中運動療法の実施では，運動負荷を実施可能なものに調整し，毎回成功体験を得られるように実施していく．運動継続には効果の実感が重要であり，定期的な身体機能評価・運動効果のフィードバックを行うことで，身体機能の変化を実感することができる．上記内容を踏まえた6カ月間の透析中運動療法と非透析日の運動指導により，身体機能に加えてセルフ・エフィカシーと運動習慣者の割合が有意に向上する[9]．運動の専門家の透析中運動療法への介入は，運動処方が適切に行え，対象者の意欲の維持と運動継続率の向上に寄与する[10]．

以上のように多職種連携，運動の専門家を巻き込んだ透析リハビリテーションが運動療法継続には重要である．

One point Advice
　透析中運動療法の継続には透析スタッフの態度・サポートが重要であり，声掛けや励ましは運動療法の促進につながります．一方で，透析スタッフの運動療法に対する否定的な態度は透析患者の低い身体活動と有意に関連します．透析室のみではなく，施設・病院全体で取り組み，役割分担をして，多職種で透析患者さんへ透析中運動療法を提供していく必要があります．

Topics
　2022年度診療報酬改定において，透析時運動指導加算が新設され，腎臓リハビリテーションの重要性が高まっています．透析患者の運動指導にかかわる研修を受講した医師，理学療法士，作業療法士または医師から具体的な指示を受けた看護師が実施した場合に，指導開始から90日を限度に75点が加算できるようになりました．

> **Memo**　腎臓リハビリテーション学会から公式 You Tube チャンネルが配信されており，腎臓リハビリテーションガイドラインに記載されている評価指標の詳細な実施方法について確認することができます．評価方法・注意点等を学ぶことができるため，知識・技術の向上に役立てることができます．

文献

1) Bernier-Jean A, Beruni NA, Bondonno NP, et al. Exercise training for adults undergoing maintenance dialysis. Cochrane Database Syst Rev. 2022; 1: CD014653.

2) Sheng K, Zhang P, Chen L, et al. Intradialytic exercise in hemodialysis patients: A systematic review and meta-analysis. Am J Nephrol. 2014; 40: 478-90.

3) Wang XX, Lin ZH, Wang Y, et al. Motivators for and barriers to exercise rehabilitation in hemodialysis centers: A multicenter cross-sectional survey. Am J Phys Med Rehabil. 2020; 99: 424-9.

4) Yamaguchi T, Yabe H, Kono K, et al. Factors associated with dropout from an intradialytic exercise program among patients undergoing maintenance hemodialysis. Nephrol Dial Transplant. 2023; 38: 1009-16.

5) Yamaguchi T, Yabe H, Kono K, et al. Differences in the purpose of exercise between hemodialysis patients continued or dropped out of exercise programs: a multicenter cohort study. J Nephrol. 2023; 36: 2559-69.

6) Yamaguchi T, Yabe H, Mitake Y, et al. Factors associated with dropout from physical function assessment programs among participants receiving maintenance hemodialysis: A retrospective observational cohort study. Ther Apher Dial. 2021; 26: 409-16.

7) Lightfoot CJ, Wilkinson TJ, Song Y, et al. Perceptions of exercise benefits and barriers: the influence on physical activity behaviour in individuals undergoing haemodialysis and peritoneal dialysis. J Nephrol. 2021; 1: 3.

8) Greenwood SA, Koufaki P, Macdonald JH, et al. Exercise programme to improve quality of life for patients with end-stage kidney disease receiving haemodialysis: the PEDAL RCT. Health Technol Assess. 2021; 25: 1-52.

9) Yamaguchi T, Yabe H, Mitake Y, et al. Effects of exercise therapy on the persistence of physical function, exercise habits, and self-efficacy after cessation of exercise in patients undergoing hemodialysis: A nonrandomized control trial. Ther Apher Dial. 2021; 25: 458-66.

10) Parker K, Bennett PN, Tayler C, et al. Reasons for nonparticipation in a sustained hemodialysis intradialytic exercise program. J Ren Nutr. 2021; 31: 421-6.

　　最近，効果が上がらず，維持のままです．
　　　　　　　どうしたらよいですか？

　透析中運動療法は，透析患者の身体機能や生活の質を向上させることが
多くの研究で実証されています．しかしながら，透析中運動療法を継続し
ていくと，対象者のなかには「効果が上がらず，維持のままだ」と感じる
方も少なくありません．透析スタッフもこのままの方法で継続した方が良
いのか悩まれる方も多いです．運動療法の効果を実感できないという状況
は運動療法からの脱落を招く恐れがあります．このような場合，どのよう
に対処すればよいか？　いくつかの観点から解説していきます．

1. 透析患者の透析中運動療法継続率は低い

　透析患者の透析中運動療法の脱落に関する報告では，6カ月間では26.4
％，1年では44.3％であり[1]，継続率は依然として低いです．そのため，運
動療法を継続できていること自体が成果であり，そのことを透析スタッフ
は理解し，対象者を称賛していくことが重要です．対象者自身も運動を継
続するには意志と努力が必要であり，継続できている自身に対して高い評
価を持つことが大切です．

2. 透析患者の身体機能は低下していく

　透析患者は自然経過により，身体機能が年々低下していくことが示され
ています[2]．透析中運動療法の継続により，機能が低下することなく，維持
できていることも介入効果の証明です．透析スタッフは対象者にその点を
踏まえて，評価結果のフィードバックをしていくように心がける必要があ
ります．

3. 評価指標の検討とカウンセリング

　一方で評価内容によっては天井効果が生じてしまう場合があります．天
井効果が生じた場合，対象者自身が効果を実感することができないことが
あります．天井効果になりにくい評価指標，例えば6分間歩行テスト，CPX
などを取り入れることで，天井効果への対策となり，運動効果の変化を実
感できる可能性があります．また，定期的にカウンセリングを実施し，ADL
上での変化を聴取することで，自身の変化を把握することができます．

4. 運動内容・負荷量の検討

　運動療法で効果を出すためには運動内容と負荷量設定が重要です．運動
療法がマンネリ化してしまうと，本人の退屈さを助長してしまいます．退
屈な運動療法は継続の阻害因子であり，本人の運動意欲を低下させてしま
う可能性があります．透析中運動療法では，レジスタンストレーニング，自

転車運動のような単一な運動を継続するよりも，**両者を併用した方がより効果が高く**[3]，**対象者がより好む**ことが示されています[4]．運動内容や負荷量設定は運動療法の専門家である，理学療法士に介入を依頼し，運動処方の立案をすることがより効果を高めることができます．

5. 透析日以外の運動療法の検討

透析中運動療法自体では適切な負荷量を提供することが難しい症例も経験します．その場合は，非透析日の運動療法を追加することが有効です．透析中には鍛えることが難しい抗重力筋をスクワットやカーフレーズ，全身運動であるウォーキングを行うことで，透析中運動療法よりも負荷量を上げることができます．透析中運動療法のみでは効果が得られにくい症例に関しては，非透析日の運動療法の追加を検討します．

透析中運動療法において効果が限定的である場合でも，運動療法の継続・身体機能の維持ができていること自体が良い結果を反映しています．運動内容および負荷の適切性を慎重に評価し，定期的な評価とモニタリングを行いつつ，心理的サポートを適切に提供することが重要です．さらに非透析日における運動療法も検討すべきであり，透析中運動療法よりも高い負荷での運動療法を提供することができます．透析中・非透析日の運動療法の重要性を理解し，継続的な取り組みを行うことが，運動効果を出していくうえで重要です．

文献
1) Yamaguchi T, Yabe H, Kono K, et al. Factors associated with dropout from an intradialytic exercise program among patients undergoing maintenance hemodialysis. Nephrol Dial Transplant. 2023; 38: 1009-16.
2) Zemp DD, Giannini O, Quadri P, et al. A pilot observational study assessing long-term changes in clinical parameters, functional capacity and fall risk of patients with chronic renal disease scheduled for hemodialysis. Front Med. 2022; 9: 682198.
3) Bernier-Jean A, Beruni NA, Bondonno NP, et al. Exercise training for adults undergoing maintenance dialysis. Cochrane Database Syst Rev. 2022; 1: CD014653.
4) Moorman D, Suri R, Hiremath S, et al. Benefits and barriers to and desired outcomes with exercise in patients with ESKD. Clin J Am Soc Nephrol. 2019; 14: 268-76.

〈山口智也〉

Ⅳ. 自宅での運動療法

血液透析患者では自宅の運動は効果がありますか？　どんな運動処方がよいですか？

Answer

1. 有効である.
2. 在宅運動療法の基本目標は自律的（autonomic）な生活に必要な身体機能の維持である.
3. 運動処方は安全性，有効性，継続可能性（習慣化）の３つを満たすのが理想だが，前２者と違い継続性を保証する運動処方は存在しない. 在宅運動療法では継続可能性を最優先すべきである.

　以下，日常生活の介助不要な高齢の外来通院血液透析患者を前提に解説する.

1. 在宅運動療法は有効であり，健康のための運動に関する患者への情報提供とカウンセリングが望ましい

　血液透析患者の自宅での非監視下運動療法（在宅運動療法）は多数検討されており，最近の系統的レビュー・メタ解析でも筋力や歩行速度などの身体機能の指標，うつ気分の低減などのメンタル面，QOL 向上などの面で有効性が示されている[1, 2].

　有効性についての情報提供と実践に関するカウンセリングはすべての患者に対して積極的に行うべきだが，在宅運動療法の実施がすべての血液透析患者に有用かつ最善とは限らない. 高齢透析患者では，加齢による身体機能の低下が必ずしも主観的 QOL 低下には繋がらない「老年的超越」というパラドックス[3] がありうる. 意図に反した苦痛を強いる運動療法とならないためにはこれを念頭に置いた介入が必要である.

2. 在宅運動療法の基本目標は自律的な生活に必要な身体機能の
維持である

　　運動療法の有効性に関して確認すべきなのはトレーニングにおける「過負荷の原理：一定以上の負荷を与えないと効果がない」である[4]. 健康目的の場合の過負荷はスポーツトレーニングの過負荷とは異なる. すなわち心肺負荷試験（CPX）などで確認した安全限界（AT；anaerobic threshold, 無酸素性代謝閾値)に近いレベル, あるいは AT 以上の生理的限界が良いということではなく, あくまで有効限界（3METs）以上の強度である 図1.

　　透析患者でも最大酸素摂取能力（$\dot{V}O_2$ max）の向上や歩行速度, 握力など, 特定の身体機能を短期間に効率的に向上させようとするなら, 安全限界強度を確認し, それを超えない範囲で中強度以上の

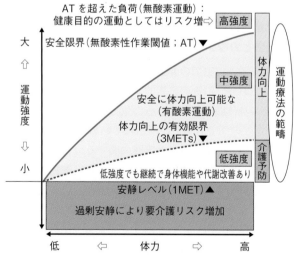

図1 運動療法の有効限界と安全限界

介護予防を目的とするのであれば, 体力増強のための有効限界（3METs）以下の 2METs 前後（立位, ゆっくり歩行, 穏やかなストレッチなど）の低強度身体活動であっても継続すれば有効である.

活発な運動（4〜6METs）が必要となる．しかし体力指標上の有効性を重視すれば高齢者の日常生活のなかでは行われない動きや強度，頻度が必要になり，非監視下の在宅運動療法としては安全性に懸念が生じ，また負担が強いと継続できない[5]．そもそも高齢者ではいかにトレーニングを工夫し継続しても体力向上は数年で頭打ちとなりいずれ低下してゆく．したがって歩行速度や筋力を有効性の指標とするのは長期継続には諸刃の剣である．

WHO は高齢者の健康指標として，疾病の有無より身体的・社会的自律性（autonomy）を重視しており[6]，透析患者の運動療法も日常生活の身体的自律性の維持が第一の目標となる．特に在宅運動療法ではその運動自体を楽しんでいるか，日常生活や社会生活に役立っているかなどの QOL 面を優先したほうが良い．

特定の体力指標の向上ではなく生活身体機能や QOL 維持を目標にするのであれば，レクリエーションやレジャー活動を含めた日頃の生活の中で行われる歩行や健康体操など，たとえ体力向上の有効限界を下回る 2METs 程度の低強度であっても，また運動内容を厳密に処方して遵守させなくても長期継続すれば有効であり安全上の懸念も少ない．例えば健康維持に必要な歩数についても，従来8000 歩／日が推奨されてきたが，最近のメタ解析で 4000 歩／日で全死亡リスク，2300 歩／日でも心臓死のリスクが有意に低減することが報告された[7]．また多施設共同での前向き調査で透析患者において半年間の自宅でのウォーキング行った群と行わない群間で認知機能，身体機能，QOL などに有意差が出たという報告[8]もあり，廃用症候群を抑制するというレベルであれば低強度運動の有効性はすでに確立しており，高齢者の運動療法は強度にかかわらず安静臥位・座位（1MET）の時間を減らすことから始まるとも言える[9]．

具体的な在宅運動療法のスタートアップとしては，患者の運動の意欲や嗜好，生活状況に関する情報収集の上で，患者の意向を優先して散歩や健康体操，家事動作など患者自身が日常生活のなかで行っている慣れ親しんだ身体活動をベースとすると患者・スタッフ双

方に安全で負担が少ない．2010 年に筆者が栃木県内の透析患者を対象に実施したアンケート調査でも，習慣となっている運動としてもっとも多かったのは散歩と体操だった．そしてスタートアップ後に，1 で述べた「老年的超越」も念頭において確認し，負担増がないようであれば，安静座位時間を漸減する方向で運動量（時間，頻度，強度）増加や運動種目の漸増をアドバイス（コーチング）するのが良い．

なお運動のモニタリングに関しては，歩数計が簡便かつ実用的であり全般的な身体活動量推移も反映する．絶対的な精度は期待できないが，現状より 1 日 1000 歩増といった具体的目標設定ができる．また心拍数や標高変化をふくめた連続測定可能なスマートウォッチなどのインターネット接続型（IoT: Internet of Things）携帯デバイスがさまざま市販されており，在宅運動療法においてもより精密な身体活動の自己評価や遠隔監視が可能である．モニタリングデバイスは今後も改良と低価格化が進むので将来の導入も念頭に置くと良い．

3. 安全性，有効性を満たした標準的運動処方（FITT）は，監視下運動療法と同様に設定可能である（Q13～Q15 参照）．しかし習慣化を含めた三要件を満たす「処方箋」の作成はきわめて困難である

透析患者の運動療法は，外傷回復期などの期間限定の機能訓練とは違い，継続（習慣化）が前提となる．安全性・有効性は習慣化を担保せず，むしろ安全性や有効性に偏重すると，単調でつまらない，きつくて辛いなど患者にネガティブな感情が生まれ中断となる可能性が高い[5]．中断すれば運動による障害の懸念はなくなるが，当然ながら有効性は失われ過剰安静による廃用症候群のリスクが高まる．したがって非監視下の在宅運動療法においては，継続可能性を最優先すべきである．

1) 継続は運動療法の最大の難関

運動に限らず習慣化は行動科学の大きな研究テーマであり，様々な手法が提案されており，実際にモチベーショナルインタビューなどのコーチング技法や理論横断モデルなどは運動療法においても常用される．しかし運動の習慣化のような人間の行動は帰納的な解析では個体差を超えた様々な法則性が認められるものの，それらの法則を認知行動療法などの形で演繹的に応用しても，確実な行動制御（行動変容）にはつながらない．

実際各種健康運動教室の継続参加率の調査を平均すると半年で半数が脱落するとされており，それは長年運動療法を標準的治療法の1つとし，ガイドライン制定や資格認定制度導入，診療報酬付与が行われている糖尿病や心不全などの疾病領域でも大同小異である．透析患者の運動療法も1980年代から有用性，必要性を示す国内外の多くの研究報告があり[10]，いくたびか関心を集めてきたが定着した透析施設は限定的であり広い普及には至らなかった．運動療法の高い脱落率はいずれの疾患領域でも大きな未解決課題である．

だからこそ多くの運動療法ガイドラインに「長期継続することが大事」「そのためには楽しくやる工夫が必要」と記載されている．しかしそれをどうやったら実現できるのかという核心は文字化できない．継続可能性・習慣化のノウハウは，安全性や有効性のようにガイドラインに文字で表現できる形式知あるいは専門知ではなく，経験知（暗黙知）あるいは生活知が主体であり，対象や状況による個別性がきわめて高いからである．教本を読むだけでは自転車に乗れるようにならないし，乗れるようになるまでの練習プロセスも各人各様なのと同様，継続するノウハウの核心は各自実践しながら獲得してゆく経験知の領域にある．

2) 継続可能性を高める工夫

文字化困難，実現困難な継続性のノウハウだが，自他のさまざまな経験を通覧すると，考慮したほうが有利と思われるポイントはいくつかあるので，参考として紹介する[4]．

a.「運動は本来継続性がない」ことを前提とする

運動は栄養・休養と並ぶ健康の必須要素だが，後二者のように不足による強い生理的欲求は生じない上に，本来は目的達成のための手段なので継続しなくて当然である．したがって「特定の運動処方の継続」ではなく，日常の身体活動やリクリエーション・レジャー的運動などを各自の生活の中で組み合わせ繋ぎ合わせて「総体としての身体活動を継続する」方式が継続しやすい．

また脱落からの再復帰の仕組みも不可欠である．ある運動から脱落したときは同じ運動の再開を説得するより，興味が持てるような別メニューを提案するほうが復帰に繋がりやすい．

b. 有効性よりも楽しさを重視する

運動の効果の実感は運動継続の動機となるが決定的ではない．有効性を自覚しても負担感が大きいと次第に脱落してゆく[5]．その一方楽しさの実感は運動の継続に決定的に大きく関与する[4]．そして個人の嗜好はまちまちで何が楽しいかは百人百様，しかもその時々で変わりうるので画一的運動とは相容れない．長期にわたって個々の患者の意向に沿うためには単一運動種目より多種目の運動を提案・提供できるほうが当然有利である．

ただし単一種目であっても一人ではなく，仲間と一緒に行うと楽しさを増し継続性を高める．集合ウォーキングや体操，あるいは新しい種目の体験教室など，年1〜2回でも一緒に集まるイベントがあると，日頃の運動への意欲を高めてくれる．

c. 医療スタッフのモチベーション維持も大事

運動療法専従者が不在の施設では，スタッフ側が意欲を失えば運動療法は続かないので，スタッフのモチベーション維持・負担軽減も重要である．方策は工夫次第だがスタッフも一緒に参加して楽しめるイベントを組み込む，また自施設の患者限定の閉鎖的な運動療法とせず，外の社会に開かれた運動療法として他施設との共同開催や公開ウォーキングイベントへの参加なども負担軽減に有効である．

筆者が2010年から開催しているSTEC（下野運動療法勉強会）

では，上記のような内容に加え，新型コロナパンデミック以降無料のビデオ通信アプリを使い，患者のみならず誰でも自宅からや近所の屋外からリモート参加可能な形式で月2回程度，様々な運動種目の体験講習を実施している[11]．運動不足の害は患者のみならず医療スタッフも同様なので一緒に参加すれば双方にメリットがある．

d. リーンスタートアップ（lean startup）方式

　これは失敗リスクのきわめて高い ICT 関連の起業におけるリスク低減手法である．臨床研究のように万全に準備してプロトコールに沿って実施しても失敗リスクが高いことは変わらないので，準備に手間をかけずその時点でやれることをやってまず結果を出し，その結果をすぐに評価して次の行動を改良する（撤退し別な行動に切り替え，あるいはそのまま継続・拡大など）というサイクルを繰り返す．

　透析運動療法に当てはめれば，運動療法専従者がおらず，またbやcにあげたような諸条件が整わなくても，まず運動療法に意欲的な患者を最初の対象として誰もがやり慣れた低強度の身体活動からはじめ，続かなければ別種目に転向し，続きそうなものは数カ月のタイムスパンで徐々に頻度や時間，強度，種類を増やしてゆくプロセスになる[4]．100点の運動処方でも続かずに脱落して0点になるなら，同じ運動処方の継続にかかわらず，60あるいは30点でもいいから「色々繋ぎあわせて体を動かすこと」を継続し，継続しながら経験知を蓄積して内容を改良してゆくプラグマティズムであり，それは「始めなくっちゃ始まんない，楽しくなくっちゃ続かない」をモットーとする上記 STEC の運営方針でもある．

文献

1) Junqué-Jiménez A, Morera-Mas A, Pérez-Ventana-Ortiz C, et al. Home-based exercise programs in patients with chronic kidney disease: A systematic review and META-analysis. Worldviews Evid Based Nurs. 2022; 19: 322-37.

2) Battaglia Y, Amicone M, Mantovani A, et al. Home-based exercise in patients on maintenance dialysis: a systematic review and meta-analysis of randomized clinical trials. Nephrol Dial Transplant. 2023 May18: gfad102. doi: 10.1093/ndt/gfad102. Epub ahead of print. (https://academic.oup.com/ndt/advance-article/doi/10.1093/

ndt/gfad102/7172143)

3) 権藤恭之. 高齢者の「こころ」と「からだ」の健康に関する要因の探索. 心身医学. 2018; 58: 397-402.

4) 安藤康宏. 高齢透析患者における運動療法. 腎と透析. 2019; 86: 758-63.

5) Ekkekakis P, Parfitt G, Petruzzello SJ. The pleasure and displeasure people feel when they exercise at different intensities: decennial update and progress towards a tripartite rationale for exercise intensity prescription. Sports Med. 2011; 41: 641-71.

6) WHO Scientific Group on the Epidemiology of Aging: The uses of epidemiology in the study of the elderly: report of a WHO Scientific Group on the Epidemiology of Aging. World Health Organization technical report series. 1984; 706: 1-8. (http://apps. who.int/iris/bitstream/10665/39136/1/WHO_TRS_706.pdf)

7) Manfredini F, Mallamaci F, D'Arrigo G, et al. Exercise in patients on dialysis: A multicenter, randomized clinical trial. J Am Soc Nephrol. 2017; 28: 1259-68.

8) Banach M, Lewek J, Surma S, et al. The association between daily step count and all-cause and cardiovascular mortality: a meta-analysis. Eur J Prev Cardiol. 2023 Aug 9: zwad229. doi:10.1093/eurjpc/zwad229. Epub ahead of print. (https://www. researchgate.net/publication/372187342_The_Association_Between_Daily_Step_ Count_and_All-Cause_and_Cardiovascular_Mortality_A_Meta-Analysis_Running_title_ Daily_steps_and_mortality_A_dose-response_meta-analysis)

9) 健康づくりのための身体活動基準，および指針（アクティブガイド 2013）. (http://www. mhlw.go.jp/seisakunitsuite/bunya/kenkou_iryou/kenkou/undou/index.html)

10) 平沢由平, 編集. 透析患者の運動療法. 東京: 日本メディカルセンター; 1984.

11) YouTube「第 11 回 STEC 田川スロージョギング」(https://www.youtube.com/watch?v= PmqoZP3WdfY)

〈安藤康宏〉

21 腹膜透析患者にはどう指導したらよいですか？

Answer

1. サルコペニアおよびフレイルは死亡率の上昇と関連する.
2. 運動療法は，運動および栄養処方に留意して施行する.
3. 在宅療法が主体でアドヒアランス評価も工夫が必要である.
4. 運動介入によって身体機能や QOL が改善することが明らかになりつつある.

　腹膜透析は腹膜（壁側・臓側）組織において，主に毛細血管が半透膜の役割となり，分子拡散と濾過の原理で溶質除去と過剰体液の除水を行う[1]．運動に関連する腹膜透析の合併症には，出口部の傷に続発したトンネル感染の他，ヘルニアおよび身体の疼痛の増強が挙げられる．それらの合併症を生じないように配慮した，日常生活に無理なく取り組める形での運動処方が必要となる.

1. 腹膜透析患者とサルコペニア・フレイル―予後との関係

　透析患者では，代謝性アシドーシスや CKD-MBD，ホルモンの異常，protein-energy-wasting から尿毒症性サルコペニアに至ることで，運動機能の低下をきたしやすく，フレイルになりやすい．ここで，「フレイル」とは健常な状態と要介護状態（日常生活でサポートが必要な状態）の中間の状態（日本老年医学会）と定義されており，多くは健常な状態から何らかの原因で筋力が衰える「サルコペニア」に加えて，身体面だけでなく心理・社会面と生活機能全般が衰える「フレイル」に至る．サルコペニア・フレイルに至ることで，透析患者では，死亡率の上昇に有意に関連することが様々な研究で報告されている[2-4]．さらに，CKD 患者（血液透析患者，腹膜透析患者，移植患者，保存期患者を含む）では，腎臓リハビリテー

ションの参加率が高い方が，死亡率や心血管イベント，心不全のリスクが低くなることが知られており，サルコペニア・フレイルの対策として腎臓リハビリテーションが重要と考えられる[5].

2. 腹膜透析患者に対する運動療法―運動処方，栄養処方，合併症

1）一般的な運動処方―FITT（Frequency, Intensity, Time, Type of exercise）

具体的な運動処方の原則に関しては，全ての CKD 患者に共通して，FITT（Frequency, intensity, time, type of exercise）の各項目を基本とする[6] 表1.

2）腹膜透析患者におけるポイント

本邦の腎臓リハビリテーションガイドライン[6] では，保存期，血液透析，腎移植後患者における各論は記載があるが，腹膜透析患者における具体的な指針は示されていなかった．2022 年に，国際腹膜透析医学会と Global Renal Exercise Network の専門家チーム

表1 FITT

	有酸素運動 (aerobic exercise)	レジスタンス運動 (resistance exercise)	柔軟体操 (flexibility exercise)
頻度 (Frequency)	3～5 日 / 週	2～3 日 / 週	2～3 日 / 週
強度 (Intensity)	・酸素摂取予備能の 40～59% ・Borg 指数 12～13 点 ややつらい	1RM の 65～75% (1RM: 最大 1 回反復重量) 大筋群を動かす 8～10 種の運動	抵抗を感じたりややきつく感じるところまで伸長
時間 (Time)	・持続的 20～60 分 / 日 ・または間欠的 3～5 分で同時間	10～15 回反復を 1 セット セット数は状況に応じて	関節毎に 60 秒の静止
種類 (Type)	ウォーキング，サイクリング，水泳などの持続的リズミカルな運動	マシーン，フリーウェイト，バンドを使用	静的筋運動

によって腹膜透析患者における運動療法に関する治療指針が報告された[7].

a. 運動処方

　周術期は 表2 記載の通り. 維持期に関しては基本的な運動メニューは前述の FITT に従う. その際, 透析液の貯留に関しては一般的に, 腹腔内に透析液が貯留した状態としていない状態とで $\dot{V}O_2$ (最大酸素消費量) で評価される運動耐容能に違いはないことが知られている. また, 立位や座位は臥位と比較すると腹腔内圧が上昇するが, ウォーキングやジョギングなど腹腔内圧の上昇を伴わない活動の場合は運動前に腹膜透析液を排出しなくてよい. ジャンプやウエイトリフティングなど腹腔内圧の上昇を伴う運動の場合は, 運動前に腹腔透析液を排出する. リスクを軽減するためには, 腹腔に透析液が貯留していない時間に運動を行うことや, 日中の貯留時間を夜間貯留に変更(高分子ポリマーによる長時間貯留可能な腹膜透析液)

表2 運動療法に関する処方に関して

運動処方	栄養処方	注意点
周術期 ■歩行は術直後から可能 ■腹圧のかかる運動は ・内視鏡でのカテーテル挿入の場合は術後 2〜3 週後から ・開腹の場合は術後 4〜6 週後から それぞれ開始する. **維持期** ■腹膜透析液貯留 　運動毎に判断 Ex) ウォーキング, ジョギングやジャンプ, ウェイトリフティングなど ■推奨運動 　FITT の原則に加えて体幹運動の強化	**■炭水化物** 運動前, また長時間 (60 分以上) の場合は運動中に摂取 **■蛋白質** 0.9〜1.2g/IBW/日が目標 レジスタンストレーニング後に 20g/ 回程度摂取	**周術期** ■出口部管理 出口部完成までの 8 週間程度は, 出口部の処置は医療者で行うなど創部に傷ができない工夫を行う. また, 出口部が濡れないようにウォータースポーツは控える. **維持期** ■出口部感染 水泳などウォータースポーツ, 接触運動 ■心血管合併症 ■サルコペニア・フレイル患者の運動処方

するといった工夫ができる．さらに，腹膜透析患者では運動内容として，前述の FITT の他，腹膜透析貯留に伴う腰痛やヘルニア防止のために体幹運動が推奨される．

b. 栄養処方

　栄養に関してはたんぱく質摂取やビタミン D，鉄の摂取が筋肉生成に必要とされる．一方で，1.3g/ 理想体重 / 日以上のたんぱく質摂取は高カリウム血症，高リン血症，内臓脂肪の増加につながり，死亡率が上昇することも知られている．総合するとたんぱく質摂取に関しては 0.9〜1.2g/ 理想体重 / 日が効果および合併症から適切と考えられる[8]．また GREX および国際腹膜透析医学会の専門家チームによる診療指針では，以下も推奨される．

・運動前に炭水化物を含む軽食を摂取する．
・60 分以上の運動の場合は運動中に炭水化物を追加する．
・たんぱく質の合成をサポートするために，レジスタンス運動直後に 20 g/ 回相当の良質なたんぱく質を摂取する．
・スポーツドリンクやプロテインサプリメントなどのスポーツ栄養補助食品は専門家のもとでの摂取は推奨される．

c. 注意が必要なこと

●出口・トンネル感染[9]

　水泳やウォータースポーツに関しては出口部を透明なテープで覆った上でさらに環境が整備された場所であることが推奨される．コンタクトスポーツといった接触を伴う運動は，出口部の傷形成のリスクとなり推奨されない．出口部に傷を形成し，腹膜透析カテーテル関連の出口部トンネル感染を起こす可能性があるからである．対策として，腹膜透析専用のベルトをすることや腹膜透析カテーテルを運動時にテープで固定する，腹膜透析出口部にガーゼを当てて摩擦による皮膚の微小外傷を避ける，発汗し出口部が wet な状態になった場合はすぐにシャワーで出口部を洗浄するなど頻回の出口部ケアを行う，といった工夫があげられる．

●サルコペニア・フレイル患者への運動指導

　まず，身体機能やバランスの評価項目として SPPB（short performance physical battery）や STS (sit-to-stand)，TUG (time-and-up-go)，歩行速度から正しく評価を行う．身体機能低下の予測指標は，SPPB 9 点以下，STS 10 秒以下，TUG 9 秒以下とされる．どの評価項目も簡易で，診察室内で評価可能である．身体機能評価を行い，運動療法専門家と相談し個々にあった適切な処方をすることが重要である．

3. 在宅療法としての腹膜透析 – 個別性の重視とアドヒアランス評価

　リハビリテーションの語源は，ラテン語で「re（再び）＋habilis（適する）」，つまり「再び適した状態になること」を意味している．医師の上田敏氏は「全人的復権」，同じく竹内孝仁氏は「破綻した生活の再構築」と述べており[10]，リハビリテーションとは，その人が生きている社会も包括した生活全体に関連する言葉といえる．以下，当院での実例をあげる．

● 8X 歳女性：腹膜透析，血液透析併用患者

　イレウスに伴う長期入院で ADL が著明に低下．自宅退院の上で，食事，排泄，着替えといった日常生活動作を中心とした生活リハビリを行っている．

● 7X 歳男性：腹膜透析，血液透析併用患者

　数年前からサルコペニア・フレイルの診断．在宅でのレジスタンス運動に加えて，ノルディックウォーキングを開始．

　いずれも，ポイントとなるのは，以下の通りである．

　①目的意識を明確にする．

　②見える化とアドヒアランス評価

　腹膜透析手帳や血圧手帳に運動内容を記載する．生活リハビリの場合は，「ニーズ・ケアプラン表」を使用し何が課題かを見える化する．それらを医療者と患者とで外来毎に共有し，実施状況を確認し

フィードバックする.

　③実現可能な運動メニューを設定する.

　個々の生活状況や身体機能に応じて医療者と患者とで相談して決める.

4. 腹膜透析患者に対する運動研究

　腹膜透析患者（血液透析の併用患者も含める）に対する運動研究の例を以下にあげる.

● 53名の患者を対象とし, 介入群に6カ月の在宅運動プログラム（週3〜5回の有酸素運動およびレジスタンス運動）を行ったところ, CS-30（30-second chair stand test）, 6分間歩行試験, 身体活動量の改善を認めた[11].

● 47名の患者を対象とし, 12週間の在宅運動プログラム（有酸素運動週3回, レジスタンス運動週1〜2回）を行ったところ, 介入群においてシャトルウォーキングテスト, 健康関連の生活の質（HRQOL）に対する評価項目の改善を認めた[12].

　血液透析患者と比較し, 研究数は少なく, 今後もさらなる研究の集積が必要である.

文献
1) Teitelbaum I. Peritoneal dialysis. N Engl J Med. 2021; 385: 1786-95.
2) Brar R, Whitlock R, Komenda P, et al. The impact of frailty on technique failure and mortality in patients on home dialysis. Perit Dial Int. 2019; 39: 532-8.
3) Kamijo Y, Kanda E, Ishibashi Y, et al. Impact on mortality, malnutrition, and inflammation. Perit Dial Int. 2018; 38: 447-54.
4) Alfaadhel TA, Soroka SD, Kiberd BA, et al. Frailty and mortality in dialysis: evaluation of a clinical frailty scale. Clin J Am Soc Nephrol. 2015; 10: 832-40.
5) Greenwood SA, Castle E, Lindup H, et al. Mortality and morbidity following exercise-based renal rehabilitation in patients with chronic kidney disease: the effect of programme completion and change in exercise capacity. Nephrol Dial Transplant. 2019; 34: 618-25.
6) The Japanese Society of Renal Rehabilitation. Guideline for Renal Rehabilitation; Nankodo: Tokyo, Japan, 2018.
7) Bennett PN, Bohm C, Harasemiw O, et al. Physical activity and exercise in peritoneal dialysis: International Society for Peritoneal Dialysis and the Global Renal Exercise

Network practice recommendations. Perit Dial Int. 2022; 42: 8-24.

8) Hoshino J. Renal rehabilitation: Exercise intervention and nutritional support in dialysis patients. Nutrients. 2021; 13: 1444.

9) Bennett PN, Hussein WF, Matthews K, et al. An exercise program for peritoneal dialysis patients in the United States: A Feasibility Study. Kidney Med. 2020; 2: 267-75.

10) 長谷川　幹. リハビリ 生きる力を引き出す. 岩波新書. 1787.

11) Watanabe K, Kamijo Y, Yanagi M, et al. Home-based exercise and bone mineral density in peritoneal dialysis patients: a randomized pilot study. BMC Nephrol. 2021; 22: 98.

12) Uchiyama K, Washida N, Morimoto K, et al. Home-based aerobic exercise and resistance training in peritoneal dialysis patients: A randomized controlled trial. Sci Rep. 2019; 9: 2632.

〈寸村玲奈　内山清貴　石橋由孝〉

Ⅳ. 自宅での運動療法

透析患者の疲労について教えてください

Answer

1. 透析患者の約半数に重度の疲労が存在する.
2. 透析患者の疲労は生命予後や心血管疾患発症の危険因子である.
3. 疲労の原因には様々なものがあり, 透析の心血管への影響, 検査値の異常, 臨床的要因に分類される.
4. 疲労の対応には, 運動療法だけでなく透析条件の適正化やうつ病の治療もある.

1. 透析患者の疲労の特徴

　　血液透析（hemodialysis: HD）患者は透析の施行に関係して疲れや疲労を訴えることが多い. 疲労が強く透析後の日常生活に影響し, quality of life（QOL）が低下することもしばしばある. 近年, この疲労について重要な症状として注目されるようになってきている.

> ***Memo***　透析患者の疲労の具体的な定義はまだありません. 日本疲労学会による定義では,「疲労とは過度の肉体的および精神的活動, または疾病によって生じた独特の不快感と休養の願望を伴う身体の活動能力の減退状態である」とされています[1]. 疲労は「疲労」と「疲労感」とに区別して用いられることがあり,「疲労」は心身への過負荷により生じた活動能力の低下を言い,「疲労感」は疲労が存在することを自覚する感覚とされています. 透析患者の疲労については主に「疲労感」として研究されています. そのため本稿では「疲労」として扱います.

疲労を訴える患者の割合は，慢性腎臓病（chronic kidney disease：CKD）の進行に伴って増加する傾向にあり，20～91%に疲労が認められている[2]．報告された疲労の大部分は軽度から中程度であり，5～24%の患者に重度の疲労が認められている．透析患者の間でも慢性的な疲労が認められることが多いが，透析のタイミングで透析中の疲労感（intradialytic fatigue：IDF）と透析後の疲労（post-dialysis fatigue：PDF）に分けることができる．IDF は透析の直前に発生し治療中持続し，PDF は透析終了後に発生し数時間持続するが，両者が混在することもしばしばある．

　透析患者では 60～80% に疲労は認められ，非透析日よりも透析中または直前により重度の症状となる傾向があった[3]．HD のタイミングと疲労感の関係を評価した研究では，治療の 1 時間前と比較して，透析中に疲労感が有意に増加したことが示された[4]．この IDF のパターンは，うつ病的症状のない個人に特に顕著であった．PDF については 42～80% と報告されており，系統的レビュー・メタ解析によると，PDF の有病率は 60.0%（95% CI, 53.0-66.0%）であった[5]．また，the Dialysis Outcomes and Practice Patterns Study（DOPPS）によると，回復時間が 2 時間未満は 32%，2～6 時間は 41%，7～12 時間 17%，12 時間以上は 10% であった[6]．

2. 疲労と予後

　CKD 患者および透析患者の疲労が生命予後に関係することが報告されている．CKD 患者のシステマティックレビューによると，疲労は死亡に関係している risk ratio 1.45（95% CI, 1.23, 1.70）[7]．透析患者については，The HEMO study によると，疲労が強いグループは弱いグループに比べて，全死亡のリスクが高く hazard ratio（HR）1.37（95% CI, 1.12-1.67）図1，心疾患による入院ないし死亡のリスクも高かった HR 1.27（95% CI, 1.04-1.56）[8]．また，日本人のコホート研究では，疲労が心血管疾患発症に関係していた HR 1.89（95% CI, 1.06-3.36）[9]．さらに，この研究のサブ

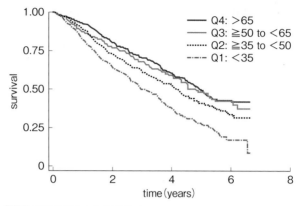

図1 疲労の強さと生命予後（Jhamb M, et al. Am J Nephrol. 2011; 33: 515-23[8]）より改変）

透析患者を疲労の強さで4群に分けた．Q1は最も疲労が強く，Q4は最も弱い．

グループ解析では，若い年齢（62歳以下），高アルブミン値，低CRP値を示すグループという，通常であれば心血管疾患が発症しにくいと考えられるグループにおいて疲労は危険因子であった．つまり，合併症などを認めない透析患者が疲労を訴えた場合には特に注意が必要である．

3. 疲労の原因

疲労に関係する因子には，様々なものが報告されている．HEMO studyによると，人種，短い透析歴，合併症，低アルブミン血症，睡眠薬の使用が，疲労に関係していた[8]．また，透析患者に関与する因子の系統的レビュー・メタ解析によると，除水量，睡眠の質，透析後の平均血圧がPDFに関係した[5]．これらの多様な因子は，透析の心血管への影響，検査値の異常，臨床的要因に分類される 図2 [3]．

HDの心血管効果には，多い除水量，透析中の低血圧および心筋虚血が含まれる．除水量とtime to recovery from dialysis（TIRD）にはU字型の関係がある．除水量が多い場合や除水が十分に行うこ

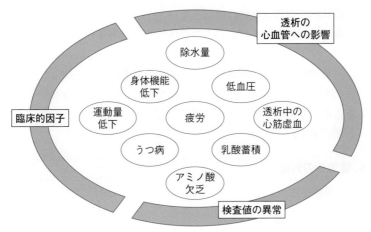

図2 PDF に関連する因子（Bossola M, et al. Am J Kidney Dis. 2023; 82: 464-80[3]）
より改変）

とができない場合のように，透析時に体液を適切に管理できないこ
とが疲労の原因となる可能性がある．

　透析後の乳酸値は疲労に関係する．透析中の組織の血流低下・虚
血や十分な透析効率を得られないことが乳酸値の上昇を生じる．透
析中の心筋虚血は局所壁運動異常や疲労感を生じる．JDOPPS によ
ると透析後の低血圧は全死亡や心血管死亡の危険因子であり，心血
管疾患の既往歴がある患者ではその傾向が強く観察された[10]．また，
日本透析医学会の調査によると，透析中の低血圧と昇圧薬の使用は
生命予後の悪化に関係していた[11]．透析中の低血圧は，心臓，脳，
および腸管虚血のリスクを増加させ，血清乳酸酸度値の上昇に寄与
し，生命予後を悪化させる可能性がある．さらに透析中の低血圧は
上記の除水量や透析条件にも関係しているため，適切な透析条件の
設定が重要である．

　透析後の血中分岐鎖アミノ酸濃度が低いと PDF が生じやすい．
透析中の分岐鎖アミノ酸の枯渇が中枢神経系伝達物質に影響を与え，
PDF を生じやすくする．また，低栄養は低血圧にも関係するため，

栄養状態を管理しなければならない.

　疲労には患者の心理的および身体的要因も関与する. 心理面としては, うつ病症状やうつ病の既往歴はPDFとTIRDに関係する. また, 疲労はうつ病の症状であるが, 逆に疲労によって抑うつ症状が悪化することもあり, 疲労とうつ病がともに増悪させる悪循環に陥る可能性がある. 一方, 身体機能や運動量の低下がPDFやTIRDと関連する.

4. 疲労への対応

1) 運動療法

　透析患者において, 運動による疲労の改善効果がこれまで報告されている. コクランライブラリーに収載されている系統的レビュー・メタ解析では, 運動療法が疲労回復に有効である可能性が示唆された[12]. 関節可動域訓練(ROMエクササイズ, range of motion exercise)を透析中に15分間, 週3回行ったランダム化比較研究では, 介入群のIowa Fatigue scaleが対照群と比べて, 4週間後以降改善した($p < 0.05$)[13]. この研究では, リン, カルシウム, カリウム, ヘモグロビンなどの検査値のほか, 血圧も改善した. また, 漸進的筋弛緩法(progressive muscle relaxation: PMR)を透析施設と自宅で毎日行った効果を評価したランダム化比較試験では, Rhoten fatigue scaleがPMR群で有意に改善した($p < 0.001$)[14].

　運動療法を実施する際に注意すべきポイントがいくつかあり, 各患者の身体機能, いつ行うのか, 透析中に行う際のブラッドアクセスの安全確保, 運動の種類と負荷などが重要である. また, 疲労によって運動療法を行えない場合もある. 各患者に最適なプログラムを計画しなくてはならない. その際, 理学療法士などの多職種連携は不可欠で, 運動療法のコンプライアンスの改善につながることがある.

2) その他の対応

　透析条件が疲労に影響を及ぼすため, 適切な透析条件の選択は疲

労を緩和する[3]. HD, 在宅 HD, 血液濾過透析（hemodiafiltration：HDF）のいずれの方法においても，透析回数を毎日施行するよう透析回数を増やすと疲労が改善する．また，オンライン HDF は HD よりも疲労を改善する傾向がある．

　透析液の疲労に対する影響も検討されている．透析液の浸透圧の疲労への影響を評価するため，透析液中のナトリウム濃度やグルコース濃度の疲労緩和効果が検討されたが，結果は一定ではなかった．一方，透析液の温度を 35～35.5℃に下げると，透析中の低血圧が生じにくくなり，疲労や TIRD が改善する傾向がある．

　うつ病に関する疲労は，透析患者であっても認知行動療法（cognitive behavior therapy：CBT）によって軽減することが知られていた．近年，Sertraline vs Cognitive Behavioral Therapy for End-Stage Renal Disease Patients With Depression（AS-CEND）という臨床試験が行われた．120 人の維持透析患者を対象に，セルトラリン投与または認知行動療法（cognitive behavior therapy：CBT）のいずれかでうつ病を治療した場合，疲労感は両群とも 12 週間後に改善したが，セルトラリン群の方がより効果が認められた[15].

文献

1) 日本疲労学会. 抗疲労臨床評価ガイドライン. 2011.
2) Gregg LP, Bossola M, Ostrosky-Frid M, et al. Fatigue in CKD: Epidemiology, pathophysiology, and treatment. Clin J Am Soc Nephrol. 2021; 16: 1445-55.
3) Bossola M, Hedayati SS, Brys ADH, et al. Fatigue in patients receiving maintenance hemodialysis: A review. Am J Kidney Dis. 2023; 82: 464-80.
4) Brys ADH, Lenaert B, Van Heugten CM, et al. Exploring the diurnal course of fatigue in patients on hemodialysis treatment and its relation with depressive symptoms and classical conditioning. J Pain Symptom Manage. 2019; 57: 890-8. e4.
5) You Q, Bai DX, Wu CX, et al. Prevalence and risk factors of postdialysis fatigue in patients under maintenance hemodialysis: A systematic review and meta-analysis. Asian Nurs Res（Korean Soc Nurs Sci）. 2022; 16: 292-8.
6) Rayner HC, Zepel L, Fuller DS, et al. Recovery time, quality of life, and mortality in hemodialysis patients: the Dialysis Outcomes and Practice Patterns Study (DOPPS). Am J Kidney Dis. 2014; 64: 86-94.

7) Yang XH, Zhang BL, Gu YH, et al. Association of sleep disorders, chronic pain, and fatigue with survival in patients with chronic kidney disease: a meta-analysis of clinical trials. Sleep Med. 2018; 51: 59-65.

8) Jhamb M, Pike F, Ramer S, et al. Impact of fatigue on outcomes in the hemodialysis (HEMO) study. Am J Nephrol. 2011; 33: 515-23.

9) Koyama H, Fukuda S, Shoji T, et al. Fatigue is a predictor for cardiovascular outcomes in patients undergoing hemodialysis. Clin J Am Soc Nephrol. 2010; 5: 659-66.

10) Tsuruya K, Kanda E, Nomura T, et al. Postdialysis blood pressure is a better predictor of mortality than predialysis blood pressure in Japanese hemodialysis patients: the Japan Dialysis Outcomes and Practice Patterns Study. Hypertens Res. 2020; 43: 791-7.

11) Kanda E, Tsuruta Y, Kikuchi K, et al. Use of vasopressor for dialysis-related hypotension is a risk factor for death in hemodialysis patients: Nationwide cohort study. Sci Rep. 2019; 9: 3362.

12) Bernier-Jean A, Beruni NA, Bondonno NP, et al. Exercise training for adults undergoing maintenance dialysis. Cochrane Database Syst Rev. 2022; 1: CD014653.

13) Soliman H. Effect of intradialytic exercise on fatigue, electrolytes level and blood pressure in hemodialysis patients: A randomized controlled trial. Journal of Nursing Education and Practice. 2015; 5: 16-28.

14) Amini E, Goudarzi I, Masoudi R, et al. Effect of progressive muscle relaxation and aerobic exercise on anxiety, sleep quality, and fatigue in patients with chronic renal failure undergoing hemodialysis. International Journal of Pharmaceutical and Clinical Research. 2016; 8: 1634-9.

15) Mehrotra R, Cukor D, Unruh M, et al. Comparative efficacy of therapies for treatment of depression for patients undergoing maintenance hemodialysis: A randomized clinical trial. Ann Intern Med. 2019; 170: 369-79.

〈神田英一郎〉

Question 23 多職種チームのメンバー構成, 役割, カンファレンスの開催方式などについて教えてください

Answer

1. 透析患者のリハビリテーションには, 透析医療に関わる全ての職種が関わる.
2. 理学療法士はリハビリテーションにおいて指導的な役割を果たす.
3. 看護師は患者の身体状況・生活状況など情報収集の役割も果たす.
4. 管理栄養士・臨床工学技士の連携も重要となり, 時に歯科スタッフとの連携も必要.
5. 透析リハビリテーションに関するカンファレンスは重要な場となる.
6. コロナ禍を経験しカンファレンスの開催形式が変化した.

1. 透析リハビリテーション (リハビリ) に関わるスタッフのメンバー構成

　　透析患者のリハビリテーションには, 理学療法士・医師・看護師・臨床工学技士・管理栄養士に加え, 当院の特色として医療資格を有さない整体師・ケアワーカー (看護補助員) も携わっている. 様々な職種が関わることで, 患者の些細な動作変化などを早期に把握することができ, リハビリの介入方法を必要に応じて変更することが可能となる. 透析リハビリは, 多職種によるチームで提供するものと言える.

2. 理学療法士の役割

　　理学療法士は, 医師からの透析リハビリの指示に基づき, 患者の評価を行う. その結果を医師に報告し, リハビリの方針やメニューの立案を行う. 運動療法の手段は様々だが, 患者の状況を把握した

上で運動療法をどのタイミングで行うのが良いか，判断する必要もある．時間の都合で場合によって透析後に実施する患者もいるが，血圧低下や倦怠感などに繋がる可能性を考え，透析後の運動は基本的に勧めていない．

透析前には，歩行や動作に不安のある患者を中心に行っている．すなわち，透析中の運動療法とは異なり，バランス運動など動作に制限がなく運動療法が行えるメリットがあるため，転倒リスクの高い患者に透析前の運動療法を勧めている．

透析中の運動療法としては，エルゴメーターやチューブトレーニングを中心に実施している．運動の時間設定や負荷設定は，患者の状態をみて理学療法士が判断する．定期的に評価した上で強度・時間の再設定を行う必要がある．エルゴメーターの設置・実施時間の管理などは，整体師やケアワーカーに依頼している．

透析時以外で個別リハビリを行う場合は，毎回20分ほど患者と関わる．その関わりのなかで，生活状況の変化や透析に対することなど，喜びや不安・不満を訴えてくることも少なくない．運動面だけでなく，こういった患者の訴えは，適宜情報共有している．患者と接する時間が長いからこそ，患者が思いを伝えやすい関係であるとも言える．

3. 看護師の役割

リハビリ医療は，多職種によるチーム医療であり，医師・理学療法士・看護師・管理栄養士・ケアワーカーなどの医療スタッフが1つのチームとなって行う必要がある．看護師が患者の身体状態・生活状況を観察し，その人らしい生活ができるようにとの視点を持って取り組むことで，患者のADL・QOLの向上に繋がると思う．

しかしながら患者の疾患や経過は様々であり，疾患別リハビリについては専門的な知識が必要になるため，日頃から理学療法士と情報を共有し，連携していくことが望まれる．

当院看護部では，ナイチンゲールの看護思想が基本であるKOMI

ケア理論（KOMI）を用いた看護展開を行い，患者を観察・アセスメントし運動療法について検討する[1, 2].

KOMIを聴取する際に患者の希望を訊いている．例えば「温泉に行きたい」「畑仕事をしたい」などである．患者の希望に沿うこと，その希望が少しでも叶えられるように，スタッフみんなでアプローチする．希望があれば前向きにリハビリに取り組んでくれるだろう，との思いだ．

身体能力が低下している高齢者の場合，わずかな環境の変化でできることは大きく変わる．社会参加を促すことも必要かと思う．デイサービスでの交流や，家庭内で家事を分担すること，車椅子で買い物に行くなど，それぞれの患者にできる社会参加を考えることも重要であり，社会のなかでの役割を実感してもらうことは，患者のリハビリに対する意欲向上に繋がる．

また，福祉用具の導入や，ベッドの変更，履物を替えるといった患者の周辺環境を変えることでADL改善にも繋がる．そして，患者自身が自分でできるという達成感は，さらなる意欲の向上に繋がるだろう．

4. 管理栄養士と臨床工学技士，さらに歯科スタッフとの連携

栄養管理が不適切な状態では，ADL・QOLの改善を目指したリハビリの効果が見込めない．摂食・嚥下障害はないか栄養状態や食事摂取量を把握し，現在の栄養管理は適切であるか評価するとともに，今後の栄養状態や体重の増減などを予測し，栄養状態の改善を目指してエネルギーの追加摂取を検討する．

さらに，リハビリの効果を高めるために栄養摂取のタイミングや摂取する栄養素も重要となり，エネルギーだけでなく，たんぱく質やビタミン・ミネラル類も摂取できる総合栄養補助食品を，患者の状態や嗜好に合わせて提案していく．

消費エネルギーの把握も重要で，患者からの聞き取りや多職種からの情報提供より活動量を確認し，エネルギーの必要量を設定する．

そのためには血液検査データやバイオインピーダンス法を用いた患者の筋肉量や骨量などの身体評価が必要となり，臨床工学技士との連携が必要となる．また，透析条件の観点からアルブミン値の変動などを振り返り，栄養評価や食事摂取量，患者との会話で得られた生活環境などの情報を交えて，ダイアライザなど透析条件にも介入する．その他にも，透析中のリハビリによりバイタルサインが不安定とならないように，臨床工学技士は各種のモニタリング技術を駆使し管理している．

食事摂取においては，義歯の不具合や歯の痛み・口腔内の乾燥などの口腔内トラブルが原因で摂食障害を引き起こしている事例がある．歯科スタッフのケアにより摂食障害が改善することがあるので，歯科スタッフとの連携が必要になる．

また，管理栄養士でもできるサルコペニアと嚥下の聞き取り調査などにより，口腔機能評価も行っている．加えて，歯科衛生士による咀嚼機能・舌口唇運動機能・舌圧・口腔衛生状態・咬合力・口腔乾燥状態などを測定し，オーラルフレイルを評価している．

オーラルフレイルの対応には，咀嚼・嚥下といった口腔機能を向上させる効果があるため，嚥下機能が低い患者に対しては，嚥下体操やペコパンダ®を用いた舌トレーニングといった口腔リハビリを行う場合もある．

5. 透析リハビリテーションに関するカンファレンスの開催

医師から透析リハビリを指示されリハビリメニューの作成に入る．その後，各職種より課題に対して意見交換を行う場を設ける．

まず，理学療法士により，麻痺の観察・MMT 評価・リハビリ訓練・可動域訓練の指導・本人ができるリハビリを提示した後に，看護師から患者の抱えている悩み・ストレス要因など解決すべき課題が提示される．管理栄養士からは食欲・食事内容・食事摂取量の確認・咀嚼嚥下の確認，また食形態を検討する．臨床工学技士は日常生活活動の低下を招く透析患者特有の関節痛などの症状の有無や栄

養状態に応じた透析条件に関して提案がある.

このような意見交換の場を踏まえ，患者に提供するリハビリテーション・運動療法を立案する.

6. コロナ禍を経験しカンファレンスの形式が変化

会議の形式はCOVID-19問題で大きく様変わりし，対面形式・オンライン会議の2つの形式が可能となった．コロナ禍前は，対面形式のカンファレンスを開催していたが，コロナ禍においては感染拡大防止の観点から，一堂に会する場面を回避する必要が求められるようになり，Zoomなどのオンライン会議システムを使用し開催するようになった．しかし，オンライン会議では対面で話すのとは異なり微妙なニュアンスなどが伝わりにくいと実感することが多く，やはり対面でのカンファレンスが有意義な場と考える.

しかし，感染症が流行している情勢においては，一堂に会することで院内感染を引き起こすリスクもあることを念頭に置き，カンファレンスの形式を適宜選択していく必要がある.

Column スタッフのモチベーションが上がりません.
どうすれば良いですか？

当院ではウォーキング大会を開催し，患者とスタッフがともに汗を流すことで爽快感などを共有しました．参加した患者から「参加して良かった」とか「次も参加したい」と言われることで，スタッフは次の開催に意欲を持つことができました.

また，リハビリテーションを行ってADLが少しでも改善し，生活が楽になったなどの発言を聞くことで，関わるスタッフのモチベーションも維持できると感じます．自らも運動することで，汗を流すことによりストレスを発散できることなど，運動の効果を実感すると良いでしょう.

何より組織のトップが運動不足では，患者もスタッフも運動療法に前向きになれる訳もなく，私はウォーキング・ゴルフなど，何かしら身体を動かすことを意識しています．辛い腰痛も運動内容の見直しで軽減したことを患者に話し，患者が運動を始めるに至ると，こちらも嬉しくなります.

　患者とともに行うという点で，笑いヨガはいかがでしょうか．笑いヨガには不安・苦痛の緩和・ストレスの減少・患者とスタッフのコミュニケーション増加などの効果があり，ポジティブな気持ちに導いてくれる方法のひとつです．ぜひ試してみてください[3]．

文献
1) 金井一薫. 実践を創る　新・KOMI チャートシステム　～ナイチンゲール KOMI ケア理論にもとづく「看護過程」の展開～. 東京: 現代社; 2013.

2) 金井一薫. KOMI チャート～日常ケアの実践を導く方法論～. 東京: 現代社; 1996.

3) 櫻井一成, 大久保信克, 大平貴子, 他.「笑いヨガ」により生活の質を改善する. ストレス低減による心身の健康維持効果の実証. 神戸山手大学紀要. 2019; 21: 45-64.

〈松岡哲平〉

V. 多職種チーム

透析運動療法における看護師の役割は何ですか？

Answer

1. 患者の生活機能をアセスメントし，必要な環境調整を行う．
2. 生活活動と運動療法に対する希望を調整する．
3. 安全で安心できる透析治療を提供しながら運動療法の実行を支援する．
4. 多職種と連携し，患者が地域社会のなかで自分らしく生活できるよう，活動を支援する．
5. 運動療法の中断を余儀なくされた患者の身体的・心理的ケアを行う．合併症併発や生活状況の変化をモニタリングし，安全な透析治療と療養生活と機能維持を支援する．

1. 透析患者の生活機能アセスメントと，生活環境調整

　　看護師としてはじめの役割は，運動療法を行う患者の全体像をアセスメントし生活課題を明確にすることである．国際生活機能分類（ICF）は，「生きることの共通言語」[1] とも言われリハビリテーションや保健・医療・福祉などの分野で活用されている 表1，図1．

　　患者が「活動」するためには，「健康状態」や「心身機能と身体構造」，地域社会や生活状況などの「環境因子」，個人の運動習慣や活動に対する希望などの「個人因子」が影響する．さらに家庭生活や社会活動に「参加」する意欲や実際の「参加」状況も重要だ．

　　だが，透析患者は慢性腎臓病や透析治療に伴う身体的，心理・社会的影響に加え，服薬や食事制限，治療に伴う時間や生活の制限がある．また血圧変動や倦怠感，痒み，便秘といった不快な症状[2] は，活動や社会参加を制限して[3]，生活基盤が不安定になる．生活状況は，運動機能評価に加えて日常生活動作（ADL）や手段的日常生活

表1 ICF の構成要素とアセスメントの視点

要素	領域	各領域の分類，アセスメントの視点
心身機能と身体構造	心身機能	心身機能，心理的機能の変化（生理的） 精神機能，感覚機能と痛み，音声と発話の機能，心血管系・血液系・免疫系・呼吸器系の機能，消化器系・代謝系・内分泌系の機能，尿路・性・生殖の機能 神経筋骨格と運動に関連するl機能，皮膚および関連する構造の機能 ＊腎機能障害あるいは合併症の程度と心身機能をアセスメントする
	身体構造	器官・肢体とその構成部分（解剖学的） 神経系の構造，目・耳および関連部位の構造，その他 上記心身機能に関連した構造 ＊腎機能障害あるいは合併症の程度と解剖学的機能をアセスメントする
	機能障害	心身機能，構造上の問題．一時的なもの，恒久的なもの，進行するもの，回復するもの，連続的なものがある． ＊腎機能障害あるいは合併症の発症に伴う機能障害と障害レベルをアセスメントする
活動と参加		学習と知識の応用，一般的な課題の要求，コミュニケーション，運動・移動，セルフケア，家庭生活，対人関係，主要な生活領域，コミュニティライフ，社会生活，市民生活
	活動	課題や行為の個人による遂行
	活動制限	個人が活動を行うときに生じる困難 ＊腎機能障害あるいはその他の要因に伴う活動制限をアセスメントする
	参加	生活，人生場面への関わり，社会的機能
	参加制約	個人が何らかの生活・人生場面に関わるとき経験する困難 ＊腎機能障害，治療生活その他の要因による社会活動への参加制約をアセスメントする
背景因子		個人の人生と生活に関する背景全体
	環境因子＊心身機能と相互に関連する	生活環境，社会的環境（コミュニティーや社会におけるサービス，制度，就労環境，地域活動，政府機関，コミュニケーションなど），個人的環境（家庭や職場，学校などの場面） 生産品と腰部，自然環境と人間がもたらした環境変化，支援と関係，態度 ＊腎機能障害に伴う治療生活や，在宅療養生活を送る対象の環境が，生活機能や活動と参加にどう影響しているかアセスメントする
	個人因子	個人の人生や生活の特別な背景．健康状態，体力，コーピングパターン，社会背景，人種，生育歴，ライフスタイル，習慣，教育歴，職業，過去の経験，性格など ＊個人の特性が対象者の生活機能や活動と参加にどう影響しているかアセスメントする

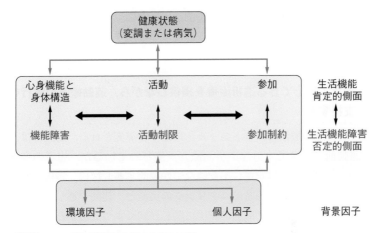

図1 ICF 国際生活機能分類の生活モデル

看護とは，あらゆる場であらゆる年代の個人および家族，集団，コミュニティーを対象に，対象がどのような健康状態であっても，独自にまたは他と協働して行われるケアの総体である．看護には，健康増進および疾病予防，病気や障害を有する人々あるいは死に臨む人々のケアが含まれる．また，アドボカシーや環境安全の促進，研究，教育，健康政策策定への参画，患者・保健医療システムのマネージメントへの参与も，看護が果たすべき重要な役割である．
(WHO, 2001 年 5 月. 厚生労働省ホームページ参考 http://www.mhlw.go.jp/houdou/2002/08/h0805-1.html)

動作（IADL），QOL 調査である程度は確認できる[4]．しかし，セルフ・ネグレクト[5]や，食事，入浴，服薬など実生活の確認は透析室では難しい．看護師は地域包括支援センターなど地域保健や訪問看護，福祉事業と連携して患者が運動に取り組める環境を整える．

2. 生活上の活動と運動療法の希望を調整する

透析患者の身体機能や身体活動量は健常者に比較し 60~70％と低く，ADL（移動動作）によっては 2 割から 7 割の患者に困難が生じていることが報告されている[6]．患者のなかには「自分で買い物も入浴もできる」「毎日ラジオ体操する」と話すものの，実際には何年も実行できていない者もいた．患者が話す内容は，時々実態とは

異なる．患者教育において看護師は，患者の生活の実際と希望を十分に聴き，生活継続のために身体機能を維持する方法をともに考える．

3. 安全で安心できる透析治療を提供しながら，運動療法の実行を支援する

透析運動療法はプロトコール[7]に沿って実施される．看護師は，運動前に安全で十分な透析治療が実施されているか，患者の身体的・心理的状態は安定し不安はないか確認する．次に，透析治療および運動実施中の患者モニタリングの実施と，運動を通して患者自身が身体機能や生活機能の変化に関心が向くよう支援する．透析手帳などを活用し，運動の実施や療養生活上の変化をセルフモニタリングすることも効果的である[8]．患者が安心して運動療法を行えるよう施設全体の環境つくりを看護師がコディネートする．

4. 多職種連携と療養生活の調整

運動療法の継続で身体機能・生活機能が維持できれば，患者は地域社会のなかで自分らしく生活を続けることができる．看護師は，透析室での監視下運動を継続しながら，患者の住む地域社会や医療福祉とも連携しセルフケアの自立を支援する．寝たきりであっても座位・立位補助具や歩行時の補助具を設置したりなど，生活環境を調整すれば，患者は自立歩行も可能になる[9]．看護師が透析患者の在宅訪問を行い，多職種で連携して環境調整や心理支援を行えば，患者の身体活動が容易になり在宅生活を維持できる[10]．

5. 活動・運動の中断時のケア

合併症や併発症などの発症により運動療法ができなかったり運動の中断を支援されたりした透析患者は，自尊感情（self-esteem）や生活意欲が低下する[11]．運動療法の効果を指導され努力していた場合はさらに落胆することになる．看護師は，合併症併発や生活状

況の変化の有無をモニタリングし多職種と連携して，患者に可能な
チェア運動や上肢の運動などを勧める．また日常生活活動を増やし，
座位・立位時間の延長や可能な家事動作（掃除など）への参加が運
動になることを説明する．さらに，通所・訪問リハビリを活用する
など地域における運動療法も検討する．

文献
1) 大川弥生. ICF の活用:「生きることの全体像」についての「共通語」として. 厚生の指標 / 厚生労働統計協会, 編. 2011; 58: 27-31.

2) 日本透析医会「血液透析患者実態調査検討ワーキンググループ」編. 2021 年度 血液透析患者実態調査報告書, 日本透析医会誌. 2022; 6（別冊 Vol.37）: 52-3.

3) Evangelidis N, Tong A, Manns B, et al. Developing a set of core outcomes for trails in hemodialysis: An International Delphi Survey. Am J Kidney Dis. 2017; 70: 464-75.

4) 日本腎臓リハビリテーション学会, 編. 腎臓リハビリテーションガイドライン. 東京: 南江堂; 2018. p.14-27.

5) 岸恵美子, 吉岡幸子, 野村祥平, 他. 専門職がかかわる高齢者のセルフ・ネグレクト事例の実態と対応の課題—地域包括支援センターを対象とした全国調査の結果より. 高齢者虐待防止研究. 2011; 7: 125-38.

6) 松永篤彦. 透析医療における普及の課題. 腎と透析. 2016; 80: 257-71.

7) 日本腎臓リハビリテーション学会, 編. 腎臓リハビリテーションガイドライン. 東京: 南江堂; 2018. p,41-5.

8) 柿本なおみ, 恩幣（佐名木）宏美, 岡美智代. 血液透析患者の下肢の運動行動の向上に EASE プログラムを用いた介入の効果. Kitakanto Med J. 2009; 59: 137-43.

9) 奥野修二. 満足死 寝たきりゼロの思想. 講談社現代新書. 2007.

10) 藤井亜美, 水内恵子. 池田 潔, 他. 透析医療における多職種連携—職種別の役割（9）腎臓病患者に対する訪問看護の役割—患者が自分らしく生きるための支援, 臨牀透析. 2022; 38: 3-9.

11) 松本智美, 古賀明美, 熊谷有記. 自尊感情が慢性透析患者の自己管理行動に及ぼす影響. 日本看護研究学会雑誌. 2018; 41: 29-35.

〈水内恵子〉

V. 多職種チーム

25 透析運動療法における臨床工学士の役割は何ですか？

Answer

1. 透析患者の運動療法全般にたずさわる.
2. 透析中運動療法における生体情報と血液浄化動態のモニターを行う.
3. 透析中運動療法の安全を構築する.

　透析運動療法とは，読んで字の如く透析患者が運動を実践することである．透析医療と透析患者を理解し，さらに運動も理解するスタッフで構成された多職種チームが必要であり臨床工学士が担う業務も多い.

1. 運動療法は，運動を阻害する要因の確認・排除に始まり，体力測定に基づいて処方された運動プログラムを実践し継続することである．このプロセスにおいて臨床工学士が実施可能な業務は多く以下にあげる.

1) 体力測定や体組成測定

　透析患者の運動療法において，種目とその強度，頻度，時間の要素を決定することは重要であり，処方の根拠となる体力の測定業務を臨床工学士が担うことは可能である．体力測定では，負荷試験による運動耐用能，筋力，柔軟性，調節力，バランスなどを調べる 図1, 2 ．またおおよその筋量を測定することも重要で，簡便なマルチインピーダンス法による測定系は筋力の不均衡の予想に有用である．運動療法の対象となる透析患者には高齢者も多く，最大下負荷試験では身体障害を起こすこともありうるため，可能ならば漸増負荷が望ましい.

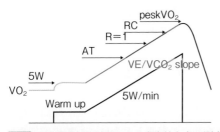
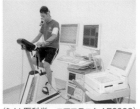

（ミナト医科学　エアロモニタ AE300S）

図1 心肺運動負荷試験による全身持久力の測定

自転車エルゴメーターによる ramp 負荷（連続的漸増負荷）下にコンピューターによる連続呼気ガス分析を行う.

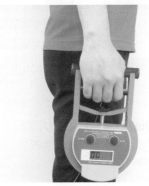
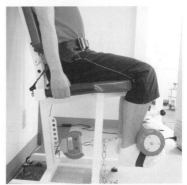

握力（握力計）　　　　　　　膝伸展筋力（脚筋力計）

図2 筋力測定

2）運動指導

　臨床工学士は習得してきた解剖学，生理学，生化学の知識をもとに，運動におけるエネルギー代謝や運動生理，筋や関節などの運動メカニズムの理解は得やすい．的確な運動処方に沿った運動プログラムの実施には適した職種であり，自らが運動実践することにより患者の指導もより正確に行える．

2. 透析中に運動療法を行うことが一般的になったとはいえ，運動時には心拍や血圧などのバイタルサインが大きく変化し，血液浄化

に及ぼす影響も少なくない．透析患者においては，安全かつ十分な透析療法の施行が必須であり，運動療法はあくまで副次的な治療であることを忘れてはならない．運動療法に関連したバイタルチェックやモニターチェックは臨床工学士の重要な業務である[1]．

1）血圧および心拍のモニター

透析中運動療法は，透析開始後バイタルが安定した1時間を目途に開始する．運動による交感神経の緊張とともに，心拍の増加や血圧上昇が認められるが，目標心拍を超える運動強度にならないように監視が必要になる．エルゴメーターを用いたいわゆる有酸素運動は，嫌気性代謝閾値を超えない強度で維持されることが重要で，透析中のバイタルサインを目安にするならば心拍と血圧の積で表されるダブルプロダクトブレイクポイント[2] によく反映されるため心拍と血圧を同時にモニターすると良い 図3-1, 2．

2）血液 pH，重炭酸濃度のモニター

運動によって消費されたエネルギーの再生過程において，嫌気性

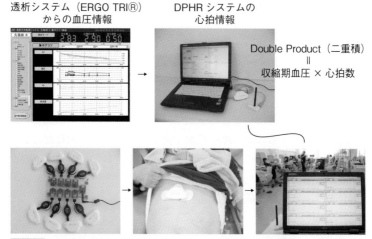

透析システム（ERGO TRI®）
からの血圧情報

DPHR システムの
心拍情報

Double Product（二重積）
＝
収縮期血圧 × 心拍数

図3-1 透析集中管理システムと心拍モニターシステムを併用した運動安全域（ダブルプロダクト）管理

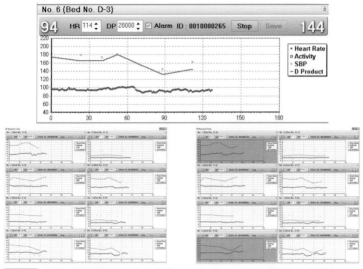

図3-2 透析集中管理システムと心拍モニターシステムを併用した運動安全域
（ダブルプロダクト）管理

代謝閾値以下の運動強度なら乳酸生成は緩やかに推移するが，閾値を超える強度になると解糖系が優位となり乳酸生成が一気に増える．それに伴い血液 pH は酸性に傾き，重炭酸消費が加速される．血液透析中の運動強度が嫌気性代謝閾値を超えて継続されれば，透析液から供給される重炭酸の消費量が増えアシドーシスの是正が不十分になりかねないため常に運動強度の確認が必要である 図4 ．

3）運動監視

透析中運動療法では，仰臥位あるいは座位の運動フォームとなるため，体勢が適正であるか監視が必要になる．

3. 血液透析における臨床工学士の業務のうち，装置を含めたシステムの保守管理，透析条件の設定，透析中のトラブル対処などが運動療法に関わってくる．

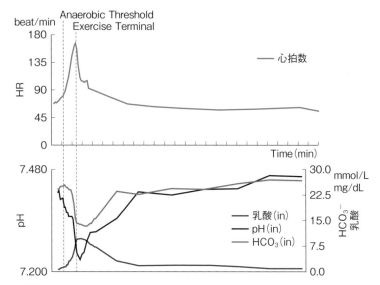

図4 運動強度と血中乳酸・HCO₃⁻濃度・pH（透析液 HCO₃⁻＝25mEq/L）

1）心拍出量モニター装置，BV 監視装置，マルチインピーダンス体組成計などの利用

　非侵襲インピーダンス式心拍出量計 図5 は，運動時の連続モニターが可能であり，安全な血液浄化の監視に有用である．また，透析中の除水に伴う血漿のリフィリング計測装置もバイタルの安定を監視するために有用である．体組成計は，透析患者の筋肉量の評価に有用であり，歩行におけるバランス保持能力などが予測できる．いずれの装置も効率的な運動に役立つが，臨床工学士が運用することで安全な血液透析が実現する．

2）運動中の除水設定，補液設定，バイタルチェック頻度

　透析中は除水に対応するプラズマリフィリングが維持され血圧が保たれるが，運動の強度によっては筋への血流分布が過剰となりリフィリングが滞り血圧低下を招来するため，除水速度の調節が必要になる．また，運動により透析液中の重炭酸は消費されるので，重

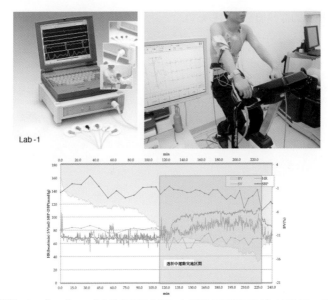

図5 インピーダンス式心拍出量計を用いた透析中運動下のバイタルモニター

炭酸補充の観点から透析時間の検討が必要になる．運動中は，バイタル測定を5分間隔に設定することが望ましい．特に透析中の運動実施時および前後の条件設定は臨床工学士が必ず管理しなければならない．

3) 運動（体動）によるトラブル防止

透析中の運動では，運動姿勢により静脈圧の上昇や血流低下が生じ，異常感知が頻回になることがある．運動姿勢に影響されない安定した姿勢やシャント管理が必要になる．また，抜針事故は大事故にもつながりかねず，運動中のみならず運動後の発汗も考慮し，血液回路の固定は入念に行う．臨床工学士による確認が重要である．

透析運動療法，特に透析中の運動療法においては，安全構築のために臨床工学士の参加が不可欠である．願わくば運動指導において

も積極的な参加を期待したい.

文献
1) 佐野可奈, 森永美香, 田中秀憲, 他. 臨床工学技士による運動療法の関わり〜超高齢化社会への探求〜. 日血浄化技会誌. 2021; 29: 254-7.

2) 松原建史, 柳川真美, 山口靖子, 他. 日本人成人における二重積屈曲点 (DPBP) から評価した最大下有酸素性作業能力. 日本公衛誌. 2011; 第 3 号: 168-74.

〈松嶋哲哉〉

Question 26
理学療法士（PT）が不在な透析施設では，どう取り組むのがよいですか？

Answer

1. まずは理学療法士（PT）の透析患者に対する役割を理解する.
2. 透析リハビリテーション開始へのアプローチにはコツがある.
3. 医師による透析リハビリテーション処方に沿って実施する.
4. 一定期間透析リハビリテーション施行後，運動効果を評価する.
5. 透析リハビリテーションでの注意は，心疾患におけるリハビリテーションに関するガイドライン2021年改訂版を適用する.
6. 透析リハビリテーション継続には促進因子と阻害因子が存在する.

1. PT の透析患者に対する役割

　1) 運動療法による身体機能の改善，2) 透析日における身体活動量低下に対しては趣味を生かすなど可能な限り外出を促すことによる行動変容の支援，3) 身体活動量の管理，4) 住環境整備や訪問リハビリテーションの利用など社会福祉資源を有効に活用したソーシャルワーク的実践による生活の再構築支援の4つが示唆されており[1]，これを念頭に置いて透析リハビリテーションを勧める.

2. 透析リハビリテーション開始のアプローチ法

　まずは日常の生活活動が概ね自立している患者さんを対象に「透析中に運動をしませんか？　まずは3カ月間やってみましょう！途中でやめても良し，3カ月以上やっても良し，無理なく運動ができれば良し」と医師のみならず看護師が呼びかける. その際に以下の文言を強調する. 1) 非透析日に独りでは楽しくないなどで継続できず運動習慣を定着させるのは難しい，2) 具体的なメニューや運動強度がわからなく，安全性の確保ができないため独りではやり

やすい運動しかやらない，逆に無理な運動にて転倒するなどの問題がある，3）透析中に行えば週3回確実に行え，皆でやるから楽しくまたスタッフ監視型にて安全に効果的な運動ができる．そして「興味ある方は気軽に看護師などスタッフに声をかけて下さい」と透析リハビリテーションを促す．

3. 透析リハビリテーション処方と実施法

透析患者は心血管疾患を合併していることが多いため，医師に「運動処方」を出してもらい，個々人に合った安全で効果的なやり方を決める必要がある．処方構成要素は運動の種類，運動強度，運動の時間，運動の頻度である．プログラムはストレッチなどの準備体操，有酸素運動を主体とした主運動，レジスタンストレーニングにより構成される．

1）運動の種類

透析中の運動は座位もしくは仰臥位で行われるので，運動の種類が制限される．当院では，①ウォーミングアップ（ストレッチ），②重錘ベルト，ゴムチューブ，ゴムボールなどを用いた数種類の筋力強化（レジスタンストレーニング），③負荷量可変式エルゴメーター（てらすエルゴ）を用いた有酸素運動を組み合わせて，循環動態の安定している透析開始2時間以内に20～40分間の透析リハを施行．まずは週1回から開始し2～3回まで増加する．

2）運動の強度

バイタルサインに関して安静時心拍数（脈拍）に加えて30脈拍超えない，β遮断薬投与例では安静時に比べ20脈拍を超えない，最大心拍数は120脈拍以下としている．開始時の血圧180/100mmHg以上のときはストレッチのみでレジスタンストレーニングは中止，収縮期血圧200mg以上のときはストレッチも中止するなど血圧にも条件を設けている．自覚的運動強度として簡便で信頼性のあるBorg指数を用いる．11～13指数「楽である」～「ややきつい」程度を目標にする．すなわち軽く息が上がる程度，ト

ークテストで会話が可能な程度である．ただし，患者が我慢強い性格の場合，自覚する強度を軽く申告，逆に意欲がない場合には重く申告するために注意が必要である．当日の患者の体調次第ではさらに低負荷，短時間としても良いものと考える．看護師などスタッフは可能な限り透析中運動の見回り，指導を行い関節痛の有無や増強，体調の変化などを観察し，患者の訴えを聞き取りながら運動プログラムの修正・変更を行う．

3) 運動の時間・頻度

透析患者の血圧は，わずか数時間の透析中にも変動する．米国スポーツ医学会では透析リハビリテーションは低血圧反応を避けるために透析の前半中の運動を勧めている[2]．当院では透析開始後，バイタルが安定した透析前半に 20～40 分行っている．週 3 回の頻度で透析中に行うことができ，別に運動時間を設ける必要はないものと考える．「継続は力」で運動の継続が重要であるが，透析日の運動療法は非透析日の運動療法よりも継続率が高いことが報告されており，透析日に運動習慣を獲得することで予後を改善する可能性が示唆されている[3]．

4. 運動効果の評価法

サルコペニアの診断基準は筋力テストで握力：男性＜28kg，女性＜18kg，身体機能テスト：①歩行速度＜1.0m/秒，②5 回立ち上がりテスト≧12 秒，③SPPB（short physical performance battery）≪9 点とされている．当院では運動機能評価を握力，SPPB のほか 10m 歩行時間（快適スピード），6 分間歩行テスト，日常生活動作状況（Barthel Index），移動動作困惑感，転倒状況などを用いて行っているが，なかでも簡便で信頼性の高い評価法である SPPB を主に使用している．SPPB とは以下の 3 つから構成される複合検査である 図1．①バランス機能評価として閉脚立位，セミタンデム立位，タンデム立位の 3 種類の立位，②歩行スピード評価として 4m 歩行，③下肢筋力評価として 5 回起立着座．各項目 4 点の

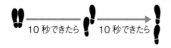

①閉脚立位, セミタンデム, タンデムの立位保持能力

10秒できたら → 10秒できたら →

	時間(秒)	得点
1. 閉脚立位	10	1点
2. セミタンデム	10	1点
3. タンデム	10	2点
	3〜9	1点
	0〜2	0点

②4m 歩行時間

時間(秒)	得点
<4.82	4点
4.82〜6.20	3点
6.21〜8.70	2点
8.71<	1点
困難	0点

③5 回立ち上がりテスト

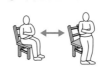

時間(秒)	得点
≦11.19	4点
11.20〜13.69	3点
13.70〜16.69	2点
≦16.70〜60	1点
60<	0点

図1 SPPB は, バランス, 歩行, 筋力, 持久力を測定できる

12点満点で各検査所要時間で点数が割り振られ, 総点を算出し9点以下であればサルコペニアと診断する. 一定期間の透析リハの効果を評価する方法として安全性, コストの面からも有用であると考える.

5. 透析リハビリテーションでの注意点

運動前には通常のバイタルチェックの他に関節痛・筋肉痛をはじめとする運動器のチェックを行うことが勧められている. 透析開始30 分後から透析前半の時間帯で行い, 透析終了直後や透析後半は避け, 初回運動時には看護師ら医療スタッフによる心電図モニター, 血圧, 心拍数, 呼吸数などの管理が望まれる. 運動禁忌や中止基準は現時点においては, 心血管疾患におけるリハビリテーションに関するガイドライン 2021 年版を適用することが勧められている 表1, 2. これに従うことにより運動で誘発ないし悪化しうる心筋虚血, 喘息, 代謝性アシドーシス, 転倒などのアクシデントや合併症を予防することが期待できる.

6. 透析リハビリテーション継続の促進因子と阻害因子

運動習慣定着に及ぼす促進因子はメリットの実感（日常生活の変

表1 運動負荷試験が禁忌となる疾患・病態

絶対的禁忌
1. 2日以内の急性心筋梗塞
2. 内科治療により安定していない不安定狭心症
3. 自覚症状または血行動態異常の原因となるコントロール不良の不整脈
4. 症候性の重症大動脈弁狭窄症
5. コントロール不良の症候性心不全
6. 急性の肺塞栓または肺梗塞
7. 急性の心筋炎または心膜炎
8. 急性大動脈解離
9. 意思疎通の行えない精神疾患

相対的禁忌
1. 左冠動脈主幹部の狭窄
2. 中等度の狭窄性弁膜症
3. 電解質異常
4. 重症高血圧*
5. 頻脈性不整脈または徐脈性不整脈
6. 肥大型心筋症またはその他の流出路狭窄
7. 運動負荷が十分行えないような精神的または身体的障害
8. 高度房室ブロック

*原則として収縮期血圧＞200mmHg，または拡張期血圧＞110mmHg．あるいはその両方とすることが推奨されている．

化），目に見える成果，達成感，仲間や指導者の存在，目標などである．一方スタッフの確保，設備および道具面，スタッフ・患者の運動に対する知識や認識面，チーム医療などが阻害因子としてあげられる．

　最後に透析リハビリテーションは一般にADLが自立した患者を対象としているが，要介護の患者でも個々人に合わせた運動（例えば自宅でのスクワット，臥床での手足の屈伸運動など含む）を長期間行うことで身体および認知機能の維持につながるものと考える．本人のモチベーションの維持は言うまでもないが，医療スタッフや家族などによる激励や称賛など周囲の精神的サポートが必要であることを忘れないようにしよう．

表2 運動療法実施中の中止基準

絶対的中止基準
- 患者が運動の中止を希望
- 運動中の危険な症状を察知できないと判断される場合や意識状態の悪化
- 心停止，高度徐脈，致死的不整脈（心室頻拍・心室細動）の出現またはそれらを否定できない場合
- バイタルサインの急激な悪化や自覚症状の出現（強い胸痛・腹痛・背部痛，てんかん発作，意識消失，血圧低下，強い関節痛・筋肉痛など）を認める
- 心電図上，Q波のない誘導に1mm以上のST上昇を認める（aV$_R$，aV$_L$，V$_1$誘導以外）
- 事故（転倒・転落，打撲・外傷，機器の故障など）が発生

相対的中止基準
- 同一運動強度または運動強度を弱めても胸部自覚症状やその他の症状（低血糖発作，不整脈，めまい，頭痛，下肢痛，強い疲労感，気分不良，関節痛や筋肉痛など）が悪化
- 経皮的動脈血酸素飽和度が90％未満へ低下または安静時から5％以上の低下
- 心電図上，新たな不整脈の出現や1mm以上のST低下
- 血圧の低下（収縮期血圧＜80mmHg）や上昇（収縮期血圧≧250mmHg，拡張期血圧≧115mmHg）
- 徐脈の出現（心拍数≦40/min）
- 運動中の指示を守れない，転倒の危険性が生じるなど運動療法継続が困難と判断される場合

文献
1) 大原佳孝, 池田耕二, 古家真優, 他. 腎臓リハビリテーションにおける高齢血液透析患者に対する理学療法士の役割に関する一考察―高齢血液透析患者2症例の実践から―, 理学療法科学. 2018; 33: 725-9.

2) Kutsuna T, Matsunaga A, Matsumoto T, et al. Physical activity is necessary to prevent deterioration of the walking ability of patients undergoing maintenance hemodialysis. Ther Apher Dial. 2010; 14: 193-200.

3) Cheung AK, K/DOQI Working Group. K/DOQI Clinical practice guideline for cardiovascular disease in dialysis patients, guideline 14: Smoking, physical activity, and psychological factors. Am J Kidney Dis. 2005; 45: S60-7.

〈筬島明彦〉

Ⅵ. 入院中の運動療法

入院透析患者に対する導入期のリハビリテーション効果について，エビデンスはありますか？

Answer

1. 透析導入期は身体機能・ADL が低下しやすくリハビリテーション介入の必要性が示されている．
2. 透析導入期にリハビリテーションが施行される患者数は少ない．
3. 透析導入期の入院リハビリテーションに関する明確なエビデンスは少ないが，有効である可能性もある．

1. 透析導入期の身体機能・ADL

1）透析導入期の患者特性からみた身体機能低下リスク

　日本透析医学会の調査によると，2021 年のわが国における透析導入患者の平均年齢は 71.09 歳であり，維持透析患者同様に導入時の年齢も年々増加している．また透析導入期は尿毒症性物質が体内に蓄積しやすい時期である．尿毒症性物質は抗酸化反応の制御を介して筋細胞の代謝変化を誘導し，骨格筋量を減少させる．透析導入時の尿毒症性物質レベルは 2 年間にわたる骨格筋量の減少と関連する[1]．透析導入期におけるこれらの患者特性は，慢性腎臓病（chronic kidney disease: CKD）患者の身体機能低下リスクをより高めると考えられる．

2）透析導入期の身体機能・ADL および予後

　CKD 患者は，透析導入前から CKD ステージの進行に伴い身体機能が低下する[2] が，これは透析導入期に顕著である．老人ホーム入居者における透析導入前後 1 年間の ADL 変化を報告した研究[3] では，対象者の ADL スコアは透析導入 3 カ月前から低下し始め，透析導入後 3 カ月で大幅に悪化を認めた．最終的に透析導入後 1 年で導入前の機能状態を維持できたのはわずか 13％であった．また透

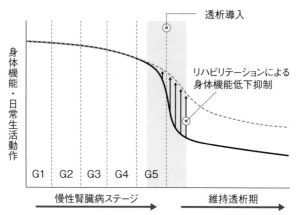

図1　透析導入期における身体機能変化

（図中ラベル）
透析導入
身体機能・日常生活動作
リハビリテーションによる身体機能低下抑制
G1　G2　G3　G4　G5
慢性腎臓病ステージ
維持透析期
G：慢性腎臓病重症度グレード

析導入は他の要因から独立して下肢の身体機能低下に関与する[4]. さらに運動耐容能に関しては，透析導入 12 カ月後に大幅に減少する[5]. よって，透析導入期は心血管・骨格筋機能の急速な低下を示す時期であることがわかる.

　この透析導入期における身体機能・ADL 低下はその後の予後にも影響を与える. 本邦におけるデータベースを使用した研究[6] では，透析導入時の中等度～重度機能障害が透析導入後の早期死亡に関連した.

　透析導入期は身体機能・ADL が低下しやすく，この時期の機能状態は予後に関連することからリハビリテーション介入の必要性は高いと考えられる 図1.

2. 透析導入期リハビリテーションの現状

　実臨床において多くの患者は計画的に透析導入されるため，入院はバスキュラーアクセス作成時の数日間および，透析導入時の 1～2 週間程度の短期間である. よってリハビリテーションが実施される機会は少ない. 新規透析導入入院患者の歩行自立度を調査した研

究[7] では，中央値 14 日の入院期間においてリハビリテーションが実施された患者はわずか29.5％であった．特に計画導入患者の実施率は 14.5％とほとんど介入されていない．つまり透析導入期にADL が低下しているにも関わらず，臨床現場でリハビリテーションが実施されている割合は低いのが現状である．

3. 透析導入期の入院リハビリテーションに関するエビデンス

　わずかではあるが，透析導入期における入院リハビリテーションの効果を検証している研究もある．透析導入後 3 カ月以内に入院リハビリテーションを受けた高齢者を対象にした研究[8] では，中央値6 週間の介入によって 72％の患者が自宅に退院し，95％の患者でFIM スコアの改善を認めた．また透析導入前の高齢入院患者を対象とした研究[9] によると，保存期末期腎臓病患者においても入院 1 週間後および 2 週間後の運動 FIM スコアに一定の改善を認めた．この時期の入院リハビリテーションに関しては，今後さらなる検証によるエビデンス構築が求められる．

Topics　透析導入直前から直後にかけては，尿毒症症状や腎性貧血，透析後不均衡症候群により積極的な運動療法が困難である患者が多いです．しかし透析導入患者の多くは歩行が自立していることから[7]，身体活動に対するアプローチは可能であると考えられます．WHO は 2020 年，10 年ぶりに身体活動に関するガイドラインを更新し，「座位行動を減らす」こと自体が重要であると公表しています．運動療法でなくても，短時間の細切れ活動の効果が確立されてきました．実際に CKD ステージ 5 の非透析患者において，透析導入後 6 カ月間の活動関連エネルギー消費量は増加しています[10]．この結果は，透析導入期において身体活動量が可逆的な治療標的になり得る可能性を示しています．

One point Advice　透析導入時の入院期間は非常に短期間ではあるものの，入院糖尿病教育をモデルとしてセルフケア行動を改善するための介入は実施できる可能性があります．本邦におけるわずか 7 日間の入院糖尿病教育プログラムの実施により，12 カ月後の血糖コントロールに好転的な影響をもたらしています[11]．この介入により患者は治療の意味や目的を理解し自身の状態を把握できた可能性が示唆されています．同様に透析導入期においても，患者自身が身体機能・ADL が低下しやすい状態であることを伝え，身体活動に対する行動変容を促すことでこの低下を最小限にとどめるよう指導することが，我々の役割の 1 つであると考えられます．

文献

1) Sato E, Mori T, Mishima E, et al. Metabolic alterations by indoxyl sulfate in skeletal muscle induce uremic sarcopenia in chronic kidney disease. Sci Rep. 2016; 6: 36618.

2) Hiraki K, Yasuda T, Hotta C, et al. Decreased physical function in pre-dialysis patients with chronic kidney disease. Clin Exp Nephrol. 2013; 17: 225-31.

3) Kurella Tamura M, Covinsky KE, Chertow GM, et al. Functional status of elderly adults before and after initiation of dialysis. N Engl J Med. 2009; 361: 1539-47.

4) Rampersad C, Darcel J, Harasemiw O, et al. Change in physical activity and function in patients with baseline advanced nondialysis CKD. Clin J Am Soc Nephrol. 2021; 16: 1805-12.

5) Arroyo E, Umukoro PE, Burney HN, et al. Initiation of dialysis is associated with impaired cardiovascular functional capacity. J Am Heart Assoc. 2022; 11: e025656.

6) Yazawa M, Kido R, Ohira S, et al. Early mortality was highly and strongly associated with Functional Status in Incident Japanese Hemodialysis Patients: A Cohort Study of the Large national dialysis registry. PLoS One. 2016; 11: e0156951.

7) Hirano Y, Fujikura T, Kono K, et al. Decline in walking independence and related factors in hospitalization for dialysis initiation: A retrospective cohort study. J Clin Med. 2022; 11: 6589.

8) Farragher J, Einbinder Y, Oliver MJ, et al. Importance of early inpatient geriatric rehabilitation on outcomes in individuals on dialysis. Arch Phys Med Rehabil. 2020; 101: 227-33.

9) Kitamura M, Izawa KP, Taniue H, et al. Activities of daily living at different levels of renal function in elderly hospitalized heart failure patients. Aging Clin Exp Res. 2018; 30: 45-51.

10) Broers NJH, Martens RJH, Ornelis T, et al. Physical activity in end-stage renal disease Patients: The effects of starting dialysis in the first 6 months after the transition peri-

od. Nephron. 2017; 137: 47-56.

11) Kurita M, Satoh H, Kaga Hideyoshi, et al. A 7 day inpatient diabetes education program improves quality of life and glycemic control 12 months after discharge. J Diabetes Investig. 2023; 14: 811-20.

〈平野裕真〉

Ⅵ. 入院中の運動療法

入院透析患者に対する維持期のリハビリテーションの効果について，エビデンスはありますか？

Answer

1. 透析患者は入院を繰り返すことで ADL・身体機能低下が著しいため，入院中のリハビリテーション強化は重要である.
2. リハビリテーションの時間の確保を行うことで，ADL・身体機能は向上する.
3. 早期リハビリテーションが廃用症候群の予防に有効である.

1. 入院中リハビリテーション介入は ADL 改善に重要

1）入院透析患者の運動療法の効果

入院透析患者の FIM（functional independence measure）はリハビリテーションにより向上することが示されている[1]. 一方で入院中は，入院疾患管理や透析時間，透析後の疲労感などにより，リハビリテーション時間の確保に難渋することから，入院期のエビデンスは不足している現状がある. そのため，入院期の ADL・身体機能改善にはリハビリテーション時間を確保し，質と量に着目した介入が必要である.

2）入院透析患者の現状

透析患者は入院の原因疾患，活動制限により ADL の低下を引き起こすため，以前と同様な透析施設への通院が困難になる症例も多い. 入院中リハビリテーションでは，在宅復帰ならびに外来透析施設へ安定して通院できる身体機能を確保することが目標となる. 頻回の入院による身体機能低下を防ぐためにも，入院中および退院後のリハビリテーション強化が重要となる 図1 [2].

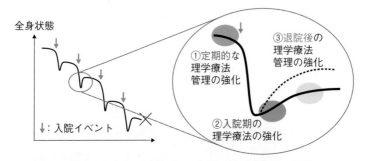

全身状態

①定期的な
理学療法
管理の強化

③退院後の
理学療法
管理の強化

②入院期の
理学療法の強化

↓：入院イベント

図1 血液透析患者における全身状態の変化と理学療法管理（斉藤秀之, 他編. 極める循環器理学療法. 東京: 文光堂; 2020[2]）より抜粋）

2. リハビリテーションの時間の確保が必要

1）リハビリテーションのタイミング

透析患者は透析日・非透析日で状態が異なり，透析日の介入に注意する必要がある．入院透析患者の透析後のリハビリテーション時間は非透析日と比較して短く[1]，非透析患者と比較し退院時のFIMが有意に低く[3]，在院日数も長い[4]．透析後にリハビリテーションが十分に行えていない現状があり，非透析日に加え透析日にも時間の確保をしていく必要がある．

2）透析前の介入の利点と注意点

透析後のリハビリテーションが不十分な症例に関しては，透析前もしくは透析中に検討していくことが有効である．入院透析患者を対象とした研究では，透析前にリハビリテーションを3時間実施した群は，透析日のリハビリテーション実施時間が短かった群と比較し，FIMが有意に改善し，在院日数も短かった[5]．透析前は透析後と比較し，疲労感が少なく，負荷量を上げやすい．一方で体重増加によるうっ血状態，電解質異常といったリスクがあるため，慎重にフィジカルアセスメントで状態を確認し，運動負荷を調整する必要がある．

3) 透析中の利点と注意点

透析前に時間の確保ができない症例に関しては透析中に実施していくことが有効である．透析直後・後半は循環動態が不安定であるため，30分以降，透析前半に終了するように介入していく．全身モニタリングを行い，ストレッチの後，低負荷で実施していく．外来透析患者になるが，透析中運動療法の効果は多くの研究で報告されており[6]，入院患者においても透析中運動療法の効果が期待される．

3. リスク管理に配慮した早期リハビリテーション

1) 早期リハビリテーション

入院時から退院時のFIMの改善が乏しい透析患者は予後不良と関連するため[1]，入院期のリハビリテーション強化は重要な課題である．急性期からリハビリテーションは開始されるため，病態に応じて可能な範囲で早期離床に努める．腎臓リハビリテーションガイドライン[7] で示されている，有酸素運動・抗重力位でのレジスタンス・バランストレーニングを中心に実施し，ADL訓練を取り入れ，在宅復帰に向けて介入していく．特に入院中は原因疾患や透析医療を含めた医学管理・臥床による廃用症候群を引き起こし，ADL・身体機能が著しく低下するため，病態に合わせて早期から介入していく．

2) 運動療法のリスク管理での注意点

入院透析患者は，入院の原因疾患，機能障害に加え，透析医療に伴うリスク管理を行い，個々に応じて介入をしていく．原因疾患により，全身状態が悪化することで透析医療が安定して行えていないことが多い．血液データに加え，透析条件，透析中バイタルサインの変化，透析前後の状態などについて透析カルテから詳細に確認する．透析室スタッフと連携することで上記情報が得られやすいため，積極的に連携を図っていくことが重要である．

Memo わが国の透析日に介入する時間帯は透析前62.7%，透析中22.8%，透析後83.4%であり，透析後に介入することが多いです[8]．一方で入院透析患者に対する透析日のリハビリテーションでは，透析後は疲労感や透析関連低血圧などにより，約25%が介入できていない現状があります．

Topics 透析患者において，入院期間延長は ADL 低下の関連因子です[9]．在院日数が 30 日増加した場合，年齢が 10 歳増加するのと同程度の ADL の低下が示されました．そのため，リスク管理を行い，早期からリハビリテーションを実施し，廃用予防に努めることが重要です．

文献
1) Endo M, Nakamura Y, Murakami T, et al. Rehabilitation improves prognosis and activities of daily living in hemodialysis patients with low activities of daily living. Physical Therapy Research. 2017; 20: 9-15.
2) 斉藤秀之, 加藤 浩, 編. 極める循環器理学療法. 東京: 文光堂; 2020. p.113-4.
3) Ishida T, Kono K, Nishida Y, et al. Functional recovery in post-stroke patients on hemodialysis during the convalescent phase: a comparison with those not undergoing hemodialysis. Renal Replacement Therapy. 2021; 7: 1-7.
4) Forrest GP. Inpatient rehabilitation of patients requiring hemodialysis. Arch Phys Med Rehabil. 2004; 85: 51-3.
5) Forrest G, Nagao M, Iqbal A, et al. Inpatient rehabilitation of patients requiring hemodialysis: improving efficiency of care. Arch Phys Med Rehabil. 2005; 86: 1949-52.
6) Bernier-Jean A, Beruni NA, Bondonno NP, et al. Exercise training for adults undergoing maintenance dialysis. Cochrane Database Syst Rev. 2022; 1: CD014653.
7) Yamagata K, Hoshino J, Sugiyama H, et al. Clinical practice guideline for renal rehabilitation: systematic reviews and recommendations of exercise therapies in patients with kidney diseases. Ren Replace Ther. 2019; 5: 1-19.
8) 日本理学療法士協会. 職能に資するエビデンス研究 糖尿病足病変・糖尿腎症患者における理学療法士の関わりの実態調査報告書. 2016. https://www.japanpt.or.jp/assets/pdf/activity/investigation/tounyou_houkokusyo_2016.pdf
9) Kamitani T, Fukuma S, Shimizu S, et al. Length of hospital stay is associated with a decline in activities of daily living in hemodialysis patients: a prospective cohort study. BMC Nephrol. 2020; 21: 9.

> **Column** 　透析室とリハビリテーションのスタッフはどのように連携するのがよいですか？

　腎臓リハビリテーションは多職種で長期にわたる包括的なプログラムと定義されています[1]．対象者の ADL・QOL の維持向上を目指す上で，透析室とリハビリテーションのスタッフの連携は重要です．透析室とリハビリテーションのスタッフは病棟スタッフとの連携が構築されている一方で，透析室とリハビリテーションのスタッフの連携が不足している施設が多いのが現状です．病棟での生活状況を把握するように，リハビリテーションスタッフは透析前後での ADL・透析中のバイタルサインの変化・状態を把握することで，プログラム内容に反映することができます．透析室スタッフにおいてもリハビリテーション内容や実際の ADL を把握することで，退院後の生活を見据えた本人主体での透析室での近辺回りのセッティングを促すことができます．本コラムでは連携のポイントについて説明していきます．

1. カンファレンスによる情報共有と意識統一

　透析室とリハビリテーションのスタッフが連携する上で，最も重要なのは情報共有と意識統一を図ることです．定期的に開催される病棟でのカンファレンスがその場として活用しやすいです．入院透析患者にとって重要になるのは，在宅復帰後の透析クリニックへの安定した通院手段です．今までは自立して通院されていた方も入院を契機に ADL が低下し，通院に介助が必要になる症例も見受けられます．透析前後や透析日・非透析日でのADL の変化を適切に評価することは退院支援に重要です．リハビリテーションスタッフは透析後の状況について透析室スタッフと情報共有し，透析後の ADL を確認し，通院の手段の変更が必要かどうかの評価を実施していきます．カンファレンスで上記内容に関して多職種で情報共有をすることで，退院支援・療養先の検討が可能となります．

2. カルテ情報の共有による連携

　リハビリテーション実施において，透析カルテの情報を把握することはリスク管理をする上で重要です．ドライウエイト・心胸郭比・透析間での体重・除水量・透析中のバイタルサインの変化，本人の自覚的所見などを確認することは，負荷量を設定する上で必要な情報です．カルテでの状態確認に加えて，透析中の状態について，透析室スタッフから情報を得ることで，リスク管理に配慮したプログラム立案が可能となります．

3. 定期的な勉強会・身体機能評価による連携

　透析室とリハビリテーションのスタッフがお互いの専門性を活かして，知識・情報の共有を行っていくことで，よりよい透析医療につながります．定期的な勉強会を通して，部署ごとに専門性を活かした透析医療に関する情報共有を行い，知識の向上に努めることは重要です．病棟と異なり，透析室とリハビリテーションのスタッフが顔を合わせる頻度は少ないため，カンファレンスに加えて，定期的な勉強会がより有用です．外来透析が併設されている施設においては，腎臓リハビリテーションガイドラインを参考[1]に，定期的な身体機能評価を実施が望まれます．ADL・身体機能は，透析室とリハビリテーションのスタッフの共通言語であり，評価を元に，情報共有が可能です．カットオフ値を下回る，前年度よりも低下がある[2]対象者は，今後入院のリスクが増悪する可能性があるため，家族にも情報共有をし，注意喚起を促します．透析中運動療法が必要な患者に対しては，透析室スタッフと連携し，運動療法の提供を行い，継続した通院ができるように支援していきます．

　長期にわたり透析医療は続くため，日常生活は日々変化していきます．その環境のなか，QOLに着目し，それぞれの患者が自分らしい生活を送れるように支援することが重要です．Face to faceでのカンファレンスや定期的な身体機能評価・勉強会を通じて透析室とリハビリテーションのスタッフがお互いの専門性を活かして連携・アプローチすることで，患者にとってよりよい透析医療が可能となります．

文献
1) Yamagata K, Hoshino J, Sugiyama H, et al. Clinical practice guideline for renal rehabilitation: systematic reviews and recommendations of exercise therapies in patients with kidney diseases. Ren Replace Ther. 2019; 5: 1-19.

2) Shimoda T, Matsuzawa R, Yoneki K, et al. Changes in physical activity and risk of all-cause mortality in patients on maintence hemodialysis: a retrospective cohort study. BMC Nephrol. 2017; 18: 154.

〈山口智也〉

VI. 入院中の運動療法

Question 29
退院時支援はどうすればよいですか？　再入院を予防するためにどうしたらよいですか？

Answer

1. 社会資源の利用. 様々な制度を理解し利用する.
2. 包括的腎臓リハビリテーションの実施.
3. 社会参加の準備と継続. 閉じこもりを防ぎ, 可能な限り社会との接点を保ち続けること.
4. 合併症（併発症）予防. 透析患者は様々な合併症（併発症）を生じるので, 早期発見・早期治療が重要. 自覚症状が乏しい事も多々あるため, 定期的に検査を実施する.

　まず, 大きく下記の項目を理解して欲しい.

　再入院を予防することはすなわち, 心身機能を良好な状態に保つことである. そのためには, 疾患と障害を十分に理解し, 栄養状態を良好に保ち, 合併症の併発を抑え込むことが必要である. 疾患指導, 食事（栄養）指導, 運動療法をはじめとするリハビリテーションの継続である. 特に日々可能な運動療法を如何に継続するかが最重要事項である.

1. 社会資源の利用

　退院後のリハビリテーションを実施するためには大きく分けて医療保険の継続と介護保険の利用がある. 医療保険の場合は原疾患に依存して治療可能な期間が設定される. 一番望ましいと思われるが, いずれは治療期間が終了するので予め介護保険の準備をすること. 主治医意見書を居住市町村へ提出し, 介護度認定を受ける. 担当のケアマネジャーを決定し, 介護保険を利用したリハビリテーションサービス（通所リハビリテーション, 通所介護, 訪問リハビリテーションなど）のプログラム策定を行う. 原則としては医療保険終了

後に介護保険を利用するが，一部医療保険のリハビリテーションと併用可能な制度もあるので，その患者の病状に応じて臨機応変に対応すべきである．すなわち，可能な限りリハビリテーションを継続できる体制を取るべきである．

腎臓機能障害手帳を取得することは当然であるが，様々な併発症がある患者では，腎臓機能障害以外の手帳取得することも社会資源利用にあたって重要である（例えば，呼吸機能障害，心臓機能障害など）．また，精神保健福祉手帳取得が可能な方もいるので該当者には忘れずに申請をすること．ただし，指定医でないと作成できないルールのため，取得できそうな場合は，その分野の指定医に相談すべきである．

これらのリハビリテーションを成功させるためには一般的に，TdT モデル 図1 に基づいてプログラムを組むべきである．もし，自分が不得手であれば，リハビリテーション専門医の協力も得るべきである．

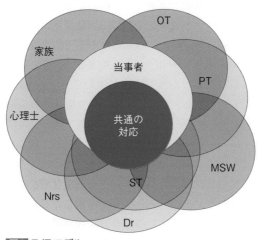

図1 TdT モデル

2. 包括的腎臓リハビリテーションの実施

1) 腎臓リハビリテーションとは，腎疾患や透析医療に基づく身体的・精神的影響を軽減させ，症状を調整し，生命予後を改善し，心理社会的ならびに職業的な状況を改善することを目的として，運動療法，食事療法と水分管理，薬物療法，教育，精神・心理的サポートなどを行う，長期にわたる包括的なプログラムである．腎臓リハビリテーションの中核的役割を担う運動療法は，透析患者の運動耐容能改善，protein energy wasting 改善，蛋白質異化抑制，QOL改善などをもたらす．また，保存期 CKD 患者が運動療法を行うことで腎機能（糸球体濾過量：GFR）が改善する．

2) 上月が延べているように『包括的腎臓リハビリテーション』を未来永劫続けるべきである．医療保険では大きく分けて疾患別リハビリテーションのカテゴリーに準じて外来リハビリテーションを実施．具体的には，a.脳血管疾患, b.運動器疾患, c.呼吸器疾患, d.循環器疾患, e.廃用症候群, f.その他（癌リハビリテーションなど）に分類されているのでどこのカテゴリーに該当するかを判断する．いずれの場合も腎機能が廃絶しているので本質的には循環動態に対する心臓リハビリテーションに準じてプログラムを策定すべきである．いずれかのカテゴリーに保険適応が不可能な施設であっても，可能な限り腎臓リハビリテーションを実施すべきである．言うまでもなく，リハビリテーション実施に当たり『至適透析の継続実施』が担保されていないといけない．また，令和4年度保険改定により『透析時運動指導等加算』項目が認められて，透析患者にも透析中に運動療法をはじめとするリハビリテーションを実施した際に保険請求することが可能となった．

医療保険でのリハビリテーションが不可能な場合でも，介護保険を利用したリハビリテーションが実施可能なことは多い．医療保険の疾患別リハビリテーションは基本的に期間限定であることにより，ある時期からは介護保険しか利用できなくなる．しかし，介護保険

を利用したリハビリテーションであっても医療保険と同等なリハビリテーション継続の実施が望ましい（例えば，セラピストが個別リハビリテーションを実施するなど）.

3. 社会参加の準備と継続

　年齢によっても違うが，社会参加の継続が重要である．いわゆる，生産年齢層であれば，たとえ障害を負っても可能な限り仕事を継続することが大切である．一般就労が困難であっても，就労継続支援B型，同A型，就労移行支援事業所制度があり，身体障害者手帳取得によって利用できる．それを超えた年齢層であれば，第三者の世話にならず，自立し続けることが重要である．そのためには，役割作りと自己肯定感の高揚を図ることが重要である．高齢者パワーアップ教室，高齢者サロン，オレンジサロン（認知症予防教室），シルバーサロン，生き生きデイサービスなどが各自治体によって開催運営されている．各地区の行政によって異なるので居住している行政窓口に問い合わせていただきたい.

4. 合併症（併発症）予防

　併発症(合併症)予防は直接生命予後に関わる重大事項である．特に下記の項目が重要視されている.

1）心血管疾患

　慢性腎臓病（chronic kidney disease：CKD）の進行に伴って心血管疾患（cardiovascular disease：CVD）の発症率は加速的に高まることが判明している.

2）サルコペニア・フレイル

　CKD患者では身体活動量の低下（運動不足）に加えて，尿毒症物質の蓄積やアシドーシスが炎症性サイトカインの増加，インスリン抵抗性などを招来し，骨格筋減少に働くからである．これらの筋蛋白分解を防止するには，きちんと食事療法を行うことに加えて，運動することがとても重要である.

3) 重複障害

　身体諸器官における廃用症候群，すなわち，全身臓器の機能低下，能力低下や QOL の悪化，肥満・インスリン抵抗性・糖尿病・脂質異常症・動脈硬化の発症につながり，心血管系疾患などに罹患して寿命を短縮するという悪循環に陥りやすい．その悪循環を予防し，断ち切るために，積極的にリハビリテーションを行う必要がある．低体力者ほどリハビリテーション効果が大きい可能性が高い．

文献

1）上月正博, 編著. 腎臓リハビリテーション第 2 版. 東京: 医歯薬出版; 2018.

2）日本腎臓リハビリテーション学会. 保存期 CKD 患者に対する腎臓リハビリテーションの手引き.

〈武居光雄〉

透析患者における低栄養のスクリーニング法と
診断法について教えてください

Answer

1. 透析患者の低栄養のスクリーニング法は，単独および複合的指標がある.

2. 低栄養の診断法は，国際的な低栄養の診断基準であるGLIM基準がある.

1. スクリーニング法を組み合わせた低栄養の評価が重要

透析患者の低栄養は生命予後に直結する. また，高齢透析患者における低栄養は，サルコペニア・フレイルの原因の1つでもある. 透析患者の低栄養のスクリーニング法は，単独の指標から複合的指標までさまざまあるが，これらを組み合わせての評価が最良の方法である. 一方，すべての透析施設で管理栄養士がいる状況ではないため，管理栄養士以外の職種でも評価できる簡便で信頼度の高いスクリーニング法を用いることが重要である.

1）単独指標

a. body mass index（BMI）

わが国の透析患者のBMIは，長期予後や死亡リスクからBMI $20kg/m^2$ 前後がよいこと[1, 2]，protein-energy wasting（PEW）の診断基準[3]であるBMI $23kg/m^2$ ではなく $18.5kg/m^2$ をカットオフとした場合での生存率の有意な低下[4]が報告されている. 日本における透析患者のBMIは，$18.5kg/m^2$ 未満を低栄養リスクの目安と考えることができる.

b. 血清アルブミン

血清アルブミンは，PEWの診断基準[3]において $3.8g/dL$ 未満（BCG法）が基準となっている. しかし，血清アルブミンは，透析

による喪失や炎症，代謝亢進，肝機能障害，体液量などの影響を受けるため，簡便なスクリーニング指標として利用できるが，血清アルブミンのみで判断せず，詳細な評価にはそのほかの指標や複合的指標を組み合わせる必要がある．血清アルブミンは，重症度を表すリスクファクターとして有用性が高い．

c. 標準化タンパク異化率（normalized protein catabolic rate: nPCR）

透析前後の血清尿素窒素値を用いて算出される nPCR[5] は，タンパク質摂取量を推定するものとして透析施設で汎用されている簡便なスクリーニング指標の1つである．透析患者の日本透析医学会の統計調査では，nPCR 0.9kg/ 日未満で死亡リスクが高くなることが認められている[6]．透析患者の食事療法基準[7] におけるタンパク質摂取量の目安は，血液透析患者および腹膜透析患者ともに 0.9～1.2g/kg/ 日である．ただし，nPCR は，実際のタンパク質摂取量よりも低くなるため，正確なタンパク質摂取量ではないことに注意する．また，残存腎機能がある場合や，腹膜透析患者の血液透析併用の場合は，窒素排泄を考慮した評価が必要である．

2）複合的指標

a. 主観的包括的栄養評価（subject global assessment: SGA）

SGA は，スクリーニング法ではないが簡便で再現性が高く，客観的栄養評価との相関も高いことから多くの施設で利用されているアセスメント法[8,9] である．透析患者では，7点式リッカート尺度が推奨される[10]．評価項目は，体重変化，食物摂取の変化，消化器症状，身体機能，疾患とストレス，身体所見で構成される．合計が 6～7点の場合は「栄養状態良好」，3～5 点は「中等度の栄養障害または栄養障害が疑われる」，1～2 点は「高度な栄養障害」と分類される．

b. 簡易栄養状態評価（mini nutritional assessment: MNA®）

MNA® は，65 歳以上の高齢者を対象とし，食事摂取量，体重減少，身体機能，精神的ストレスや急性疾患の罹患，神経・精神的問題（認知症もしくはうつ状態），BMI の6項目でスクリーニングを

行う．低栄養のおそれありと判定された場合，さらに，生活自立度，服薬，疼痛，食事状況，食品摂取，栄養状態および健康状態の自己評価，身体計測（上腕周囲長と下腿周囲長）などのアセスメント項目で低栄養状態を評価する[11, 12]．したがって，MNA®は，スクリーニングとアセスメントの2ステップでの評価法である．一方，MNA®-Short Form（MNA®-SF）は，MNA®のスクリーニング部分を用いた短縮版であり，11点以下が低栄養の可能性ありと評価する．MNA®-SF は，BMI の算出が困難な場合，下腿周囲長の計測値で代用できることも利点であり，多くの施設で用いられている[13]．

c. nutritional risk screening-2002（NRS-2002）

NRS-2002 は，初期スクリーニングと最終スクリーニングの2ステップで評価・判定する．両ステップの評価項目は，BMI，体重減少，食事摂取量の同じ3項目だが，最終スクリーニングは，栄養障害と疾病の2つのカテゴリーで各重症度別の評価を行う[14]．また，栄養障害カテゴリーは，体重減少率だけでなく前の1週間の喫食率（食事摂取量の減少）も評価項目として取り扱い，食事低下の状態を見逃さず，かつ，1週間という短期間の指標で栄養状態を評価することも特徴である．スコア3以上で栄養学的リスクがあると判定する．

d. malnutrition universal screening（MUST）

BMI，3～6カ月の体重減少率，急性疾患かつ栄養摂取不足の有無の3項目のスコアを合計し，栄養不良のリスクを診断する[15]．各項目のスコアは0～2で，合計スコアが0で低リスク，1で中リスク，2以上で高リスクかつ栄養介入が必要と判定する．

e. geriatric nutritional risk index（GNRI）

65歳以上の高齢者を対象としたスクリーニング法であり，透析患者でも広く使用されている[16, 17]．GNRI は，血清アルブミン値，実測体重（現体重：ドライウエイト）と理想体重（BMI 22kg/m^2）の体重比を用い，次のように算出する．実測体重が理想体重を超える

場合は，体重比を 1 として計算する.

$$\text{GNRI} = \{14.89 \times \text{血清アルブミン値 (g/dL)}\} + \{[41.7 \times (\text{実測体重 (kg)} / \text{理想体重 (kg)})]\}$$

91 未満で「栄養障害リスクあり」と評価する．簡便かつ短時間で判定することができるが，前述した血清アルブミン値の扱いには注意しなければならない.

f. nutritional risk index for Japanese hemodialysis patients (NRI-JH)

NRI-JH は，日本透析医学会の統計調査データをもとに 1 年後の生命予後に関する栄養学的リスクを評価する日本の透析患者に向けて開発されたスクリーニング法である[18]．評価項目は，BMI，血清アルブミン，血清クレアチニン，血清総コレステロールで，血清アルブミンは年齢が，血清クレアチニンは年齢・性別が考慮される．7点以下を栄養障害低リスク群，8 点から 10 点を中リスク群，11 点以上を高リスク群と評価する．より簡便に用いることができるよう簡易版も開発されている.

2. 低栄養基準 (global leadership initiative on malnutrition: GLIM 基準)

GLIM 基準は，2018 年に発表された初めての国際的な低栄養の診断基準である[19]．GLIM 基準は，第 1 段階として信頼性および妥当性が認められているスクリーニング法により判別した低栄養リスク者に対し，第 2 段階として GLIM 基準を用いて低栄養を診断する．スクリーニング法の指定はないが，代表例として前述の MNA®-SF や NRS-2000，MUST があげられる．透析患者においては近年広く用いられている GNRI の使用も可能と考える．GLIM 基準は，現症 3 項目（体重減少率，低 BMI，筋肉量減少）および病因 2 項目（食事摂取不足 / 消化吸収不良，疾患負荷 / 炎症）のそれぞれ 1 項目以上が認められた場合に低栄養と診断する．低栄養と診断された場合は，第 3 段階として現症で用いた 3 項目を用いて重症度判定を

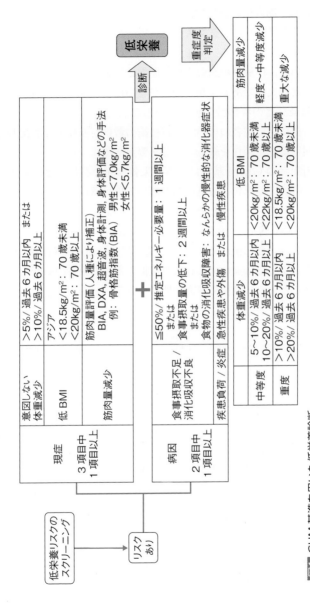

図1 GLIM 基準を用いた低栄養診断

行う 図1. 筋肉量の評価は，二重エネルギー X 線吸収（DXA）法
や CT，生体インピーダンス（BIA）法を用いた骨格筋指数による
評価が推奨されている．実臨床では，生体インピーダンス法が利用
しやすいが，体液量の影響や機器間の誤差をふまえ測定条件を統一
することが大切である．測定機器がない場合は，上腕筋周囲長や下
腿周囲長などの身体計測値を用いることも可能である[20]．しかし，
身体計測は，計測者の専門的測定技術の習熟が前提となるとともに，
機器同様に測定条件を統一させる必要がある．

　透析患者の GLIM 基準による低栄養診断の有効性は明らかでは
ない．GLIM 基準による低栄養診断の感度は 61～72％と報告[21] さ
れ，低栄養を見逃される患者が多く存在してしまう．また，GLIM
基準に比べ SGA や malnutrition inflammation score（MIS）の
ほうが生存予測に優れる[22] など，透析患者における GLIM 基準の
妥当性は十分ではない．これまで透析患者の低栄養の診断基準はな
かったことから，今後の研究が期待される．

文献

1) Kaizu Y, Tsunega Y, Yoneyama T, et al. Overweight as another nutritional risk factor for the long-term survival of non-diabetic hemodialysis patients. Clin Nephrol. 1998; 50: 44-50.

2) 中井 滋, 井関邦敏, 伊丹儀友, 他. わが国の慢性透析療法の現況（2009 年 12 月 31 日現在）. 透析会誌. 2011; 44: 1-36.

3) Fouque D, Kalantar-Zadeh K, Kopple J, et al. A proposed nomenclature and diagnostic criteria for protein-energy wasting in acute and chronic kidney disease. Kidney Int. 2008; 73: 391-8.

4) Kanazawa Y, Nakao T, Murai S, et al. Diagnosis and prevalence of protein-energy wasting and its association with mortality in Japanese haemodialysis patients. Nephrology (Carlton). 2017; 22: 541-7.

5) Shinzato T, Nakai S, Fujita Y, et al. Determination of Kt/V and protein catabolic rate using pre-and postdialysis blood urea nitrogen concentrations. Nephron. 1994; 67: 280-90.

6) Shinzato T, Nakai S, Akiba T, et al. Survival in long-term haemodialysis patients: results from the annual survey of the Japanese Society for Dialysis Therapy. Nephrol Dial Transplant. 1997; 12: 884-8.

7) 日本腎臓学会, 編. 慢性腎臓病に対する食事療法基準. 日腎会誌. 2014; 56: 553-99.

8) Detsky AS, McLaughlin JR, Baker JP, et al. What is subjective global assessment of

nutritional status? JPEN J Parenter Enteral Nutr. 1987; 11: 8-13.

9) Bauer J, Capra S, Ferguson M. Use of the scored patient-generated subjective global assessment (PG-SGA) as a nutrition assessment tool in patients with cancer. Eur J Clin Nutr. 2002; 56: 779-85.

10) Steiber A, Leon JB, Secker D, et al. Multicenter study of the validity and reliability of subjective global assessment in the hemodialysis population. J Ren Nutr. 2007; 17: 336-42.

11) Guigoz Y. The Mini Nutritional Assessment (MNA) review of the literature — What does it tell us? J Nutr Health Aging. 2006; 10: 466-85

12) Nestle Nutrition Institute. https://www.mna-elderly.com/forms/MNA_japanese.pdf

13) Nestle Nutrition Institute. https://www.mna-elderly.com/ forms/mini/mna_mini_japanese.pdf

14) Kondrup J, Allison SP, Elia M, et al. ESPEN guidelines for nutrition screening 2002. Clin Nutr. 2003; 22: 415-21.

15) Stratton RJ, Hackston A, Longmore D, et al. Malnutrition in hospital outpatients and inpatients: prevalence, concurrent validity and ease of use of the 'malnutrition universal screening tool' ('MUST') for adults. Br J Nutr. 2004; 92: 799-808.

16) Bouillanne O, Morineau G, Dupont C, et al. Geriatric Nutritional Risk Index: a new index for evaluating at-risk elderly medical patients. Am J Clin Nutr. 2005; 82: 777-83.

17) Yamada K, Furuya R, Takita T, et al. Simplified nutritional screening tools for patients on maintenance hemodialysis. Am J Clin Nutr. 2008; 87: 106-13.

18) Kanda E, Kato A, Masakane I, et al. New nutritional risk index for the evaluation of protein energy wasting in Japanese hemodialysis patients. PLoS One. 2019; 14: e0214524.

19) Cederholm T, Jensen GL, Correia MITD, et al. GLIM criteria for the diagnosis of malnutrition – A consensus report from the global clinical nutrition community. Clin Nutr. 2019; 38: 1-9.

20) Barazzoni R, Jensen GL, Correia MITD, et al. Guidance for assessment of the muscle mass phenotypic criterion for the Global Leadership Initiative on Malnutrition (GLIM) diagnosis of malnutrition. Clin Nutr. 2022; 41: 1425-33.

21) Avesani CM, Sabatino A, Guerra A, et al. Comparative analysis of nutritional assessment using global leadership initiative on malnutrition versus subjective global assessment and malnutrition inflammation score in maintenance hemodialysis patients. Ren Nutr. 2022; 32: 476-82.

22) Avesani CM, Sabatino A, Guerra A, et al. A comparative analysis of nutritional assessment using global leadership initiative on malnutrition versus subjective global assessment and malnutrition inflammation score in maintenance hemodialysis patients. J Ren Nutr. 2022; 32: 476-82.

〈北島幸枝〉

Ⅶ．栄養療法

31 透析患者の食欲低下について教えてください

Answer

1. 透析患者では食欲低下を合併しやすく，栄養障害や生命予後に関連する．

2. 食欲低下のメカニズムとして，炎症性サイトカインの上昇や食欲に関連するホルモンの変化，尿毒症物質の蓄積や味覚障害など透析患者に特有の様々な要因が関わっている．

3. 使用薬剤の副作用，不適切な食事制限，歯周病を含む歯科的な問題，さらには経済的・社会的な問題などの多くの要因が影響していることもある．

4. 透析患者の食欲低下に対しては，患者とのコミュニケーションを綿密にとり，医師だけでなく管理栄養士や薬剤師，歯科医師なども含めた多職種での介入が重要である．

1. 透析患者は食欲低下が起きやすく，様々なメカニズムが関わっている

食欲低下は透析患者を含む慢性腎臓病（chronic kidney disease: CKD）患者で合併しやすく，長期に及ぶ栄養障害や日常生活動作，生活の質に影響を与え，生命予後に関連することが知られている[1]．CKD患者の食欲低下には，① IL (interleukin) -1, TNF (tumor necrosis) -αなど炎症性サイトカインの上昇や，これによる分岐鎖アミノ酸 (branched chain amino acids: BCAA)，トリプトファンをはじめとするアミノ酸パターンの変化，②レプチン，NPY (neuropeptide Y)，コレシストキニン（CCK），グレリンなど食欲に関連するホルモンの変化，③尿毒症物質の蓄積や，④味覚異常などが関連している可能性が報告されているが，これらが複雑

に関連し合うことで，栄養状態の増悪に大きな影響を与えていると考えられる．またその他にも，使用薬剤の副作用，不適切な食事制限，歯周病を含む歯科的な問題，さらには経済的・社会的な問題など，様々な要因が影響していると考えられている．

2. 炎症性サイトカインの関連

　　透析患者では健常者と比較して，IL-1，TNF-αなどの炎症性サイトカインの血中濃度が上昇する．これらは体内のアミノ酸組成を変化させ，BCAA濃度の低下と，トリプトファン濃度の上昇を引き起こすが，これに伴い，脳血管関門におけるトリプトファン輸送が増加すると，食欲低下作用のあるホルモンであるセロトニンの脳内での合成が亢進され，食欲低下が促進されるという仮説が提唱されている（tryptophan/serotonin 仮説）．しかし，この仮説は食欲低下のある癌患者や肝硬変患者を対象とした研究をもとにしたものであり，血液透析（HD）患者では，食欲低下とBCAA濃度の低下に関しては有意な相関が見られるものの，フリートリプトファン濃度の上昇は関連が認められなかったとする報告もある[2]．このメカニズムに関しては不明な点も多いが，本邦のHD患者にBCAAサプリメントを投与することで食欲低下と栄養状態が改善したという報告もあり[3]，今後の進展に期待したい．また，その他の対策としてはピロリ菌の除去があげられる．ピロリ菌感染は血中の炎症性サイトカインを上昇させるため，ピロリ菌除去による食欲回復，栄養状態改善が期待できる．実際に，ピロリ菌既感染の透析患者は，ピロリ菌陰性の透析患者と比較し，食欲増進作用のあるアシルグレリン値が低いという報告や，透析患者のピロリ菌除去により，血清コリンエステラーゼや総コレステロール値の改善が見られたという報告もある[4]．また，透析量の増加や，on-line血液透析濾過（HDF）など透析方法の変更による効果も期待されている．最近，high-flux膜を用いたHD患者との比較において，on-line HDF患者における炎症の低減およびたんぱく質摂取量の増加が報告された[5]．本邦

からも置換液量増加により食欲が増加傾向であったことが報告されているが，今後のより詳細な検討を期待したい．

3. ホルモンの変化

食欲のコントロールに関しては，レプチン，NPY，CCK，グレリンといった複数のホルモンの活性が刺激，抑制される複雑な生理学的システムから成り立っている．レプチンは脂肪細胞から分泌され，視床下部に作用し，強力な食欲亢進作用のあるホルモンであるNPYを減少させる働きがあるが，CKD患者ではこのレプチンの血中濃度が上昇することが明らかとなっている．一方で，HD患者においては食欲低下との相関は見られなかったとの報告もある[6]．これに対しては，研究デザインが限定的であり，その他の慢性疾患の影響を除外できていないことや，セロトニンをはじめ，食欲と複雑に関連し合っているその他の様々なホルモンや炎症性サイトカイン，アミノ酸などによる影響を加味できていないとする考え方もあり，その詳細は明らかとなっていない．CCKは主に脂質やたんぱく質の摂取によって上部小腸より分泌される消化管ホルモンであるが，視床下部に作用してセロトニンの脳内での合成を亢進し，強力な食欲抑制作用を有することが明らかとなっている．腹膜透析患者を対象とした報告では，その対象患者においてCCKの高値が見られたが，食欲低下との関連は見られなかったとされている[7]．これには，腹膜からのグルコース吸収がCCKのフィードバック機構に影響を及ぼした可能性が示唆されており，今後，HDやHDF患者を対象とした研究に期待したい．グレリンは胃の壁細胞から分泌され，NPYを刺激することで食欲を亢進させるのみならず，エネルギー消費量を抑制する作用がある．意外にも，透析患者ではこのグレリンの血中濃度が高いことが知られている．しかし，末期腎不全患者では，健常者と比較してグレリン分泌の日内変動がなく常に高値が続いており，グレリン抵抗性が生じているという報告や，非活性型のデスアシルグレリンのみが上昇しており，活性型のアシルグレリ

ンの血中濃度には差を認めないという報告もある[8]．グレリン様作動薬であるアナモレリン塩酸塩は複数の癌悪液質に対して食欲改善効果や筋肉量増加作用が報告されているが，本邦における適応は非小細胞肺癌，胃癌，膵癌，大腸癌における癌悪液質に限定されている．今後のより詳細な検討により，透析患者の栄養障害に対する適応拡大にも期待したい．

4. 尿毒症物質と腸内細菌叢

尿毒症物質はこれまでに約150種類が同定されており，それらは，①水溶性低分子〔asymmetric dimethylarginine（ADMA），トリメチルアミン-N-オキシド，尿酸など〕，②血清蛋白結合型低分子（終末糖化産物，インドキシル硫酸，p-クレジル硫酸，インドール硫酢酸，キヌレイン酸，フェニル酢酸など），ならびに，③中分子〔β_2-ミクログロブリン，副甲状腺ホルモン（PTH）など〕の3つのグループに大別される．なかでも，中分子物質は食欲低下との関連が想定されているが，明確な毒性物質は特定されていない[9]．このような尿毒症物質の産生には腸内細菌叢が供給源として重要であると考えられており，末期腎不全患者ではウレアーゼやインドール，パラクレゾールなどの尿毒症物質産生酵素をもつ菌が増加し，炎症制御に重要である短鎖脂肪酸を生成する菌の減少が報告されている[10]．腸内細菌を介したCKD患者における尿毒症の治療法として，有益な生菌の投与によるプロバイオティクス，特定の有益菌の選択的な栄養源となるプレバイオティクス，これらを組み合わせたシンバイオティクス，高食物繊維食による食事療法などがあげられるが，実際にCKD患者に対してシンバイオティクスが血清p-クレジル硫酸を減少させた報告も見られるため，今後この分野の研究の進展に期待ができると考えられる[11]．

5. 味覚障害

透析患者では味覚異常を伴うことが多い．1745名の透析患者を

対象とした米国の検討によると，34.6％で味覚異常の自覚があり，血清アルブミンや上腕筋周囲長をはじめとする様々な栄養指標の悪化との関連が見られた[12]．本邦の HD 患者でも，甘味，塩味，酸味，苦味，うま味の 5 基本味のいずれにおいても味覚閾値が健常人より高く，味覚感度の低下が報告されている．また，血清亜鉛値の低下は味覚異常との関係が知られているが，透析患者におけるその関連は不明であるものの，亜鉛の投与によって HD 患者におけるたんぱく質摂取量が増えたという報告がある[13]．さらに，アンジオテンシン変換酵素阻害薬，アンジオテンシンⅡ受容体拮抗薬，カルシウム拮抗薬，アロプリノールなどの薬剤も添付文書上では味覚異常を引き起こす可能性があり，抗不安薬や睡眠薬，リン吸着薬による薬剤性の食欲低下も考えられる．このため，味覚障害のある透析患者に対しては，管理栄養士による調理方法や調味方法の紹介や，透析条件の再検討，亜鉛製剤の検討，薬剤師との協働による使用薬剤の見直しなどを検討する必要がある．

Memo　on-line HDF は血液透析と血液濾過を組み合わせることで，小分子物質から中大分子物質までの幅広い除去が可能となる治療法です．2021 年日本透析医学会統計調査報告書によると，全透析患者の 50.5％が HDF 患者であり，2012 年の診療報酬改定以降，HDF 患者数は急増しています．補充液として透析液を血液中に注入するので，透析液の安全性への配慮が重要であり，日本透析医学会による水質基準が定められています．

One point Advice　透析患者を含む CKD 患者の食欲不振には様々なメカニズムが関わっているため，一律な治療法は存在しません．現状では，患者とのコミュニケーションを綿密にとることで，制限の緩和も含めた食事内容の検討や使用薬剤の見直し，透析条件の再検討などを行い，患者の変化に合わせた介入を管理栄養士も含めた多職種で実践することが重要であると考えられます．

文献

1) Oliveira CM, Kubrusly M, Lima AT, et al. Correlation between nutritional markers and appetite self-assessments in hemodialysis patients. J Ren Nutr. 2015; 25: 301-7.

2) Bossola M, Scribano D, Colacicco L, et al. Anorexia and plasma levels of free trypto-phan, branched chain amino acids, and ghrelin in hemodialysis patients. J Ren Nutr. 2009; 19: 248-55.

3) Hiroshige K, Sonta T, Suda T, et al. Oral supplementation of branched chain amino acid improves nutritional status in elderly patients on chronic haemodialysis. Nephrol Dial Transplant. 2001; 16: 1856-62.

4) Ichikawa H, Sugimoto M, Sakao Y, et al. Eradication therapy for *Helicobacter pylori* infection improves nutrition status in Japanese hemodialysis patients: a pilot study. J Clin Biochem Nutr. 2019; 64: 91-5.

5) Molina P, Vizcaino B, Molina MD, et al. The effect of high-volume online haemodiafil-tration on nutritional status and body composition: the ProtEin Stores prEservaTion (PESET) study. Nephrol Dial Transplant. 2018; 33: 1223-35.

6) Bossola M, Muscaritoli M, Valenza V, et al. Anorexia and serum leptin levels in hemo-dialysis patients. Nephron Clin Pract. 2004; 97: c76-82.

7) Aguilera A, Codoceo R, Selgas R, et al. Anorexigen (TNF-α, cholecystokinin) and orexigen (neuropeptide Y) plasma levels in peritoneal dialysis (PD) patients: their relationship with nutritional parameters. Nephrol Dial Transplant. 1998; 13: 1476-83.

8) Bossola M, Scribano D, Colacicco L, et al. Anorexia and plasma levels of free trypto-phan, branched chain amino acids, and ghrelin in hemo-dialysis patients. J Ren Nutr. 2009; 19: 248-55.

9) 鳥羽宏司, 細島康宏, 蒲澤秀門. 2 たんぱく質代謝の評価. 臨牀透析. 2023; 39: 369-74.

10) Wong J, Piceno YM, DeSantis TZ, et al. Expansion of urease- and uricase-containing, indole- and p-cresol-forming and contraction of short chain fatty acid-producing in-testinal microbiota in ESRD. Am J Nephrol. 2014; 39: 230-7.

11) Rossi M, Johnson DW, Morriso M, et al. Synbiotics easing renal failure by improving gut microbiology (SYNERGY): a randomized trial. Clin J Am Soc Nephrol. 2016; 11: 223-31.

12) Lynch KE, Lynch R, Curhan GC, et al. Altered taste perception and nutritional status among hemodialysis patients. J Ren Nutr. 2013; 23: 288-95.

13) Wang LJ, Wang MQ, Hu R, et al. Effect of zinc supplementation on maintenance hemo-dialysis patients: a systematic review and meta-analysis of 15 randomized controlled trials. Biomed Res Int. 2017; 2017: 1024769.

〈鳥羽宏司　蒲澤秀門　田中　舞　細島康宏〉

Ⅶ. 栄養療法

32
運動療法の効果を高める食事と栄養について教えてください

Answer

1. エネルギー源となる ATP を産生する栄養素は，主に炭水化物，たんぱく質，脂質の３つである.
2. 運動時には，主に３つの経路で産生された ATP が用いられる.
3. 運動前には十分な炭水化物補給が，運動中・後には十分な炭水化物とたんぱく質の補給が勧められるが，病態を考慮する必要がある.

1. エネルギー源となる ATP を産生する栄養素は，主に炭水化物，たんぱく質，脂質の３つである

　ヒトが筋収縮を伴う運動を行う際は，アデノシン三リン酸（adenosine triphosphate: ATP）からエネルギーを得ている．ATP を産生する栄養素は，主に炭水化物，たんぱく質，脂質の３つである.

　炭水化物はヒトにおける主要なエネルギー源であり，多くはでんぷんの形で穀類から摂取している．摂取後は，消化酵素の作用により単糖類（グルコースやフルクトースなど）にまで分解され，小腸内で吸収される．吸収後，グルコースはグルコース-6-リン酸を経て解糖系に入り，ピルビン酸を経て好気的条件下でアセチル CoAへと変換される．さらにトリカルボン酸(tricarboxic acid: TCA)回路，電子伝達系を経て，１分子のグルコースから 38 分子の ATPが産生される．また，肝臓および筋においてグルコースはグルコース-6-リン酸を経てグリコーゲンを合成し，エネルギー源として貯蔵される．肝臓，筋におけるグリコーゲンと，血中のグルコースを合計すると，炭水化物としておよそ 1,500kcal 程度が体内に貯蔵されていることになる[1].

たんぱく質は主に筋蛋白や血球，ホルモンなどの合成に用いられ，運動時のエネルギー源としての貢献度は低い．アラニンなどの糖原性アミノ酸はグルコースに変換され，ATP 産生に用いられる．

脂質は人体において主に中性脂肪（トリグリセリド）として脂肪組織に存在しており，およそ 2％が筋内に分布している[1]．脂質は1g あたり 9kcal のエネルギーを有し，成人男子では 7.2〜9kg 程度が体内に貯蔵されている[1]．したがって，人体は 64,800kcal 以上のエネルギーを脂質により貯蔵していることになる．トリグリセリドはグリセロールと脂肪酸に分解され血中に移行し，遊離脂肪酸はβ酸化により ATP を産生する．

2. 運動時には主に 3 つの経路で産生された ATP が用いられる

運動時に用いられる ATP は，主に 3 つの経路から産生される．

1）ATP- クレアチンリン酸（PCr）系

筋内部に存在する ATP ではおよそ 1 秒程度の筋収縮しかカバーすることができない．そのため，筋内のクレアチンリン酸（PCr）がクレアチンとリン酸に分解する際に生じるエネルギーを用いて，アデノシン二リン酸（adenosine diphosphate: ADP）から ATP が再合成される．

ATP-PCr 系は単位時間当たりのエネルギー産生量は大きく，運動開始 6 秒程度までは筋の主要なエネルギー源となるが，それ以降は体内の PCr が減少するため解糖系やクエン酸回路・電子伝達系に主役を譲ることになる[2]．

2）解糖系

筋に貯蔵されているグリコーゲンは，グルコース-6-リン酸などを経てピルビン酸を産生する．嫌気的条件下では，ピルビン酸はアセチル CoA に変換されず，代わりに乳酸に変換され，筋内でふたたびピルビン酸合成に用いられるか，肝臓などで処理される[1]．

解糖系は ATP-PCr 系とともに運動開始当初からエネルギー産生経路として用いられ，15 秒程度までの運動では主要なエネルギー

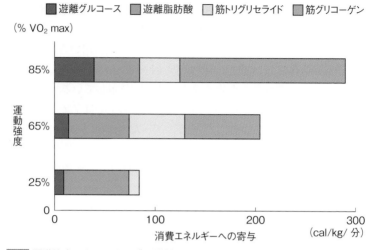

■ 遊離グルコース ■ 遊離脂肪酸 □ 筋トリグリセライド ■ 筋グリコーゲン

(% VO₂ max)

図1 運動強度によるエネルギー基質の変化 (Hargreaves M, et al. Nat Metab. 2020; 2: 817-28[2]) より改変)

源となり[2]，数時間程度は供給が持続する[3]．

3）TCA 回路および電子伝達系

　ピルビン酸または遊離脂肪酸から産生されたアセチル CoA は，酸素の存在下でミトコンドリア内の TCA 回路に組み入れられる．TCA 回路では，種々の酵素の媒介によりクエン酸を含む複数の代謝産物と，ニコチンアミドアデニンジヌクレオチド（NADH），フラビンアデニンジヌクレオチド（FADH），グアノシン三リン酸（GTP），二酸化炭素などが産生され，その後に続く電子伝達系で多量の ATP を生み出す．

3. 運動前には十分な炭水化物補給が，運動中・後には十分な炭水化物とたんぱく質の補給が勧められるが，病態を考慮する必要がある

　運動強度が変化すると，用いられるエネルギー基質も変化する**図1**．低強度の運動では，骨格筋中のトリグリセリドや遊離脂肪酸が主体となるが，V̇O₂max 60％の運動ではこれらに加え，筋グリ

コーゲンが利用される。さらに強度が高まると，エネルギー基質の大半は筋グリコーゲンに依存するようになる。

骨格筋 100g 中に貯蔵されているグリコーゲンは平均 1.5g とされ[1]，上述のように運動のエネルギー源として用いられる。グリコーゲンの貯蔵量が多ければ多いほど運動を長時間持続することができるため，パフォーマンスを発揮する時点で筋のグリコーゲン貯蔵量が多いほど有利となる。このため，アスリートは競技開始数日前より高糖質食を摂取するグリコーゲン（カーボ）ローディングを行うことがある[1]。国際スポーツ栄養学会（International Society of Sports Nutrition: ISSN）による栄養摂取タイミングに関するポジションペーパーにおいては，内因性グリコーゲン貯蔵量を最大化するために 8～12g/kg 体重の炭水化物を摂取することを推奨している[3]。グリコーゲン貯蔵量の回復を短時間で行う必要がある場合は，glycemic index（GI: ある食品を，炭水化物 50g 相当摂取した場合の血糖値の上昇後の曲線下面積を，グルコース 50g を摂取した場合のそれと比較した割合）が高い（>70）食品の摂取，糖質とたんぱく質の同時摂取，またはカフェインの付加が推奨される[3]。

長時間の運動を行う場合は，エネルギー基質を順次補給する必要がある。$\dot{V}O_2$max が 70％を超える運動を 60 分以上続ける場合は，1 時間あたりに 30～60g の炭水化物を，電解質と糖質 6～8％を含む水分の形で摂取することが勧められる[3]。一方，レジスタンストレーニング実施中も炭水化物単独，または炭水化物とたんぱく質を同時に摂取することによりグリコーゲン貯蔵の回復に有用であると考えられる[3]。

レジスタンストレーニングを行うと，神経系の改善，筋繊維の肥大などにより筋力が増加する[1]。筋蛋白の合成を促進するためには，必須アミノ酸やたんぱく質，炭水化物の補給が重要である。ISSN のポジションペーパーでは，筋蛋白の合成には 20～40g のたんぱく質を 3～4 時間おきに摂取するのが有用であるとされている 表1 [3]。また，運動後 2 時間以内のたんぱく質摂取は筋蛋白合成を促進する

表1 国際スポーツ栄養学会（ISSN）によるポジションペーパーにおける，筋蛋白合成に関する栄養摂取の提言（Kerksick CM, et al. J Int Soc Sports Nutr. 2017: 14; 33[3]）より筆者和訳，抜粋）

- 必須アミノ酸（約10g）の単独，またはたんぱく質20〜40gの一部として摂取することは筋蛋白合成を最大限刺激することが示されている．
- 運動前後の栄養介入（炭水化物＋たんぱく質，またはたんぱく質単独）は筋力向上や体組成改善を指示する効果的な介入となる可能性がある．しかし，どの程度運動後にたんぱく質を摂取する必要があるのかは，運動前の食事の量やタイミングに影響される．
- 運動後（直後から2時間後まで）の質の高いたんぱく質摂取は筋蛋白合成を強力に刺激する．
- 質の高いたんぱく質20〜40g（0.25〜0.40g/kg体重/回）を3〜4時間おきに摂取することは，他の食事パターンと比較して筋蛋白合成に最も好ましい影響を与え，体組成改善やパフォーマンスと関連する．
- 睡眠前のカゼインたんぱく質（＜30〜40g）の摂取は，脂肪分解に影響することなく夜間の筋蛋白合成と代謝率を急速に増加させる．

ため推奨される[3]．

　ただし，これらはアスリートに対する推奨であり，透析患者では過剰なエネルギー，たんぱく質，カリウム，リンの摂取による尿毒症，高カリウム血症，高リン血症，高血糖につながる可能性もある．運動前後だけでなく1日の総エネルギーおよびたんぱく質摂取量を評価して，運動前，運動中，運動後の栄養素を追加摂取することにより過剰摂取をきたさないように注意すべきである．

文献

1) 勝田　茂, 和田正信, 松永　智. 入門運動生理学. 東京: 杏林書院; 1997.
2) Hargreaves M, Spriet MM. Skeletal muscle energy metabolism during exercise. Nat Metab. 2020; 2: 817-28.
3) Kerksick CM, Arent S, Schoenfeld BJ, et al. International society of sports nutrition position stand: nutrient timing. J Int Soc Sports Nutr. 2017: 14; 33.

〈西岡心大〉

Question 33 透析患者において，運動と栄養療法の組み合わせは効果がありますか？

Answer

1. 十分なエネルギーとたんぱく質を摂ることで，運動の効果が高まる．
2. 栄養摂取のタイミングは運動の直後だけでなく，運動数時間後も有効である．
3. 運動と分岐鎖アミノ酸や天然型ビタミンDを組み合わせると，筋力が増強する．
4. 血液透析時の運動と栄養療法の併用によって筋力と身体機能は向上するが，骨格筋量が増えることは報告されていない．
5. 腹膜透析患者においても，運動時の栄養補給が提言されている．

1. 十分なエネルギーとたんぱく質を摂ることが基本

サルコペニア予防には，レジスタンストレーニングを中心とした運動と栄養療法の組み合わせが有効である．サルコペニアを合併した高齢者に対するランダム化比較試験をメタ解析した報告[1] によると，運動と栄養療法の組み合わせによって生活の質，筋力，身体機能が改善する 表1 ．

1）十分なエネルギーの摂取

筋肉量を増やすためには，エネルギーバランスを正にする必要がある．エネルギー摂取量が不足した状態で運動を続けると，体内の筋蛋白はアミノ酸に分解され，得られたアミノ酸は肝臓で代謝されてブドウ糖へと変換し，エネルギー源として用いられる．そのため，低栄養状態で運動すると，かえって骨格筋量が減るリスクが生じる．

地域在住高齢日本人を対象として，二重標識水法で総エネルギー摂取量を算出すると，最も身体的フレイルの合併が少ないエネルギ

表1 サルコペニアを合併した一般高齢者に対する栄養と運動の組み合わせ効果

介入法	生活の質（QOL）スコア	筋力（握力）	身体機能
栄養＋レジスタンス運動	改善	改善（+3.93kg）	通常歩行速度の改善（+0.13 m/秒）
栄養＋レジスタンス運動＋バランス運動	改善	改善（+4.19kg）	通常歩行速度の改善（+0.16 m/秒）
栄養＋レジスタンス運動＋有酸素運動	不変	改善（+3.02kg）	5回椅子立ち上がりテストの改善（−2.28秒）

（Shen Y, et al. J Cachexia Sarcopenia Muscle. 2023 Apr 14[1]) より抜粋）

ー摂取量は男性で 2,400〜2,600kcal/ 日，女性で 1,900〜2,000kcal/ 日であり，体重換算すると 40kcal/kg/ 日であった[2]．通常，エネルギー源の約6割は炭水化物（糖質）から摂取している．十分な糖質摂取は運動後の筋肉回復に不可欠であり，運動後早期（1時間以内）に糖質を摂取することで筋肉内のグリコーゲンが早く回復し，貯蔵量も増える．

2）十分なたんぱく質の摂取

日本人地域在住高齢者を対象として，基本チェックリストで評価した包括的フレイルと食事摂取記録から計算したたんぱく質摂取量との関連を調べた横断研究[3] によると，実体重あたり男性では 1.2g/kg/ 日，女性では 1.4g/kg/ 日，理想体重あたり男性では 1.4g/kg/ 日，女性では 1.6g/kg/ 日のたんぱく質摂取をしている住民で最もフレイル合併率が低かったことから，地域居住高齢者ではフレイル予防として高たんぱく食（1.2〜1.5g/kg/ 日）の摂取が推奨されている．

骨格筋が合成されるために必要な血中アミノ酸の閾値は，高齢者では若年者よりも高い．そのため，朝，昼，夕の3食ともたんぱく質を摂取する必要がある．特に，朝食に良質なたんぱく質（アミノ酸スコアで 100%）を摂取すると，8年後の筋力低下リスクは 50%

低下する[4]．さらに，朝食にたんぱく質を多く摂ることで，四肢骨格筋量や握力も保持される．

2. 運動と栄養摂取のタイミング

食事摂取によって蛋白同化作用が最大になるタイミングは「アナボリック・ウインドウ」と呼ばれる．通常，運動直後にたんぱく質を摂取することでレジスタンス運動による筋肉量や筋力への効果が増強することから，運動後1時間以内がアナボリック・ウインドウとされる．

一般高齢女性を対象としたランダム化比較試験[5]では，運動直後と運動数時間後に同量のたんぱく質を摂取しても，8週間後には筋肉量と筋力は同様に増加した．したがって，運動直後に糖質を摂取していると，長期的にみれば必ずしも運動直後にたんぱく質を摂る必要はないと考えられる．

3. 分岐鎖アミノ酸やビタミンDと運動の組み合わせが有用である

1）分岐鎖アミノ酸

骨格筋代謝において，必須アミノ酸である分岐鎖アミノ酸（バリン，ロイシン，イソロイシン）は重要な役割を果たしている．特に，ロイシンは骨格筋蛋白の合成促進および分解抑制の作用がある．

日本人脳卒中患者を対象として，分岐鎖アミノ酸3.5g（うちロイシンが1.6g）を含む経腸栄養剤（125mL, 200kcal）を朝食時またはリハビリ終了時（午後2～6時）を摂取する群に分けると，2カ月間後の全身筋肉量は両群間で差がなかったが，朝食事に分岐鎖アミノ酸を摂取した群では下肢筋力やバランス機能が有意に改善したことより，朝食時の分岐鎖アミノ酸摂取はサルコペニア対策として有用な可能性がある[6]．

2）ビタミンD

脂溶性ビタミンであるビタミンDは，骨格筋細胞のビタミンD受容体を介し，筋蛋白合成を促進する．さらに，ビタミンDには男性

ホルモンであるテストステロン生成の促進，ロイシン作用を増強するなどの働きもある．

サルコペニアを合併する高齢者の多くはビタミン D 欠乏状態にある．日本人の食事摂取基準 2020 年版では，高齢者に対するビタミン D 目安量は $8.5\mu g$/ 日であるが，国際骨粗鬆症財団の position statement では骨折予防として $20\mu g$/ 日，転倒予防として $30\mu g$/ 日を推奨している．

高齢者を対象として，ビタミン D_3 補充と運動の組み合わせについてメタ解析した報告[7] によると，両者の併用は筋力の向上に有用であったが，身体機能や筋肉量については有意な効果を認めなかった．

4. 血液透析患者における栄養と運動の併用

1）骨格筋量

外来透析患者（年齢：43±13 歳）を対象として，週 3 回の透析時に経腸栄養剤の投与（エネルギー：960kcal，たんぱく質：33.2g）とレジスタンストレーニングの組み合わせを 6 カ月間行った報告[8] では，非介入群と比較して除脂肪量や体重に差がなかった．その後の報告[9, 10] でも，運動と栄養療法の併用により骨格筋量は増えない．

2）筋力・身体機能

透析中の運動に栄養補充を併用すると，筋力や身体機能は改善する．外来透析患者（年齢：54±12 歳）を対象として，週 3 回の透析中にホエイたんぱく 30g の補充と 30～45 分間のエルゴメーターによる運動を 12 カ月間実施すると，一次評価項目であるシャトル歩行時間は不変だが，歩行速度と下肢筋力は有意に上昇した[9]．本研究の効果が不十分な理由として，透析日および非透析日のエネルギー摂取量が約 20kcal/kg/ 日と少ないことが関与した可能性がある．

低栄養を合併する高齢透析患者（年齢：70±14 歳）においても，

透析時に経腸栄養剤の投与または透析中静脈栄養に加え，中等度のサイクリング運動を併用すると，6 分間歩行距離が延長する[10]．

3）透析治療への影響

透析中の運動と栄養補給の併用は，透析効率には影響しない．透析中に 40g のたんぱく質摂取と 20 分間のエルゴメーターによる有酸素運動を併用しても，対照群と比べ，尿素，クレアチニン，リン，シスタチン C，インドキシル硫酸などの除去量に差がなかった[11]．さらに，運動することで透析排液へのアミノ酸喪失量も増えない．

5. 腹膜透析患者における栄養と運動の併用効果

米国の非営利団体である Global Renal Exercise Network と国際腹膜透析医学会の専門家チームが作成した診療指針[12] では，1）腹膜透析患者では運動前に炭水化物を含む軽食を摂ること，2）60 分以上の運動の場合は運動中に炭水化物を追加する，3）レジスタンス運動直後に 20g 相当の良質なたんぱく質を摂取する，4）たんぱく質のサプリメントやスポーツドリンクについては監視下で使用するべきである，などを提言している．

文献

1) Shen Y, Shi Q, Nong K, et al. Exercise for sarcopenia in older people: A systematic review and network meta-analysis. J Cachexia Sarcopenia Muscle. 2023 Apr 14. doi: 10.1002/jcsm.13225. Online ahead of print.

2) Watanabe D, Yoshida T, Watanabe Y, et al. Doubly labelled water-calibrated energy intake associations with mortality risk among older adults. J Cachexia Sarcopenia Muscle. 2023; 14: 214-25.

3) Nanri H, Watanabe D, Yoshida T, et al. Adequate protein intake on comprehensive frailty in older adults: Kyoto-Kameoka Study. J Nutr Health Aging. 2022; 26: 161-8.

4) Kinoshita K, Otsuka R, Nishita Y, et al. Breakfast protein quality and muscle strength in Japanese older adults: a community-based longitudinal study. J Am Med Dir Assoc. 2022; 23: 729-35.e2.

5) de Branco FMS, Carneiro MAS, Rossato LT, et al. Protein timing has no effect on lean mass, strength and functional capacity gains induced by resistance exercise in post-menopausal women: A randomized clinical trial. Clin Nutr. 2020; 39: 57-66.

6) Ikeda T, Morotomi N, Kamono A, et al. The effects of timing of a leucine-enriched amino acid supplement on body composition and physical function in stroke patients: a randomized controlled trial. Nutrients. 2020; 12: 1928.

7) Antoniak AE, Greig CA. The effect of combined resistance exercise training and vitamin D3 supplementation on musculoskeletal health and function in older adults: a systematic review and meta-analysis. BMJ Open. 2017; 7: e014619.

8) Dong J, Sundell MB, Pupim LB, et al. The effect of resistance exercise to augment long-term benefits of intradialytic oral nutritional supplementation in chronic hemodialysis patients. J Ren Nutr. 2011; 21: 149-59.

9) Jeong JH, Biruete A, Tomayko EJ, et al. Results from the randomized controlled IHOPE trial suggest no effects of oral protein supplementation and exercise training on physical function in hemodialysis patients. Kidney Int. 2019; 96: 777-86.

10) Hristea D, Deschamps T, Paris A, et al. Combining intra-dialytic exercise and nutritional supplementation in malnourished older haemodialysis patients: Towards better quality of life and autonomy. Nephrology (Carlton). 2016; 21: 785-90.

11) Hendriks FK, Kuijpers JHW, van Kranenburg JMX, et al. Intradialytic protein ingestion and exercise do not compromise uremic toxin removal throughout hemodialysis. J Ren Nutr. 2023; 33: 376-85.

12) Bennett PN, Bohm C, Harasemiw O, et al. Physical activity and exercise in peritoneal dialysis: International Society for Peritoneal Dialysis and the Global Renal Exercise Network practice recommendations. Perit Dial Int. 2022; 21: 8-24.

Memo ロイシンの中間産物である β-ハイドロキシ- β-メチルブチレート（HMB）はロイシンよりも蛋白合成力が強いため，アスリート達は運動時のサプリメントとして利用しています．しかし，国内ランダム比較試験では，サルコペニアを合併した高齢女性が HMB（1500mg/日）を連日摂取しても，週2回のレジスタンス運動の効果は増強しませんでした（Am J Clin Nutr. 2021; 114: 1371-85）．

Topics 国際的な低栄養診断基準として，the Global Leadership Initiative on Malnutrition（GLIM）基準が用いられています．近年，外来透析患者において GLIM 基準の有用性が検討されていますが，従来の評価法と比べて予後予測に優れるかは不明です．一方，栄養サポートチームが介入した入院患者を対象とした国内観察研究では，入院時に GLIM 基準で低栄養ありと診断された CKD 患者は，その後の生命予後が不良なことが観察されています（Clin Nutr. 2023; 42: 166-72）．今後，透析患者における GLIM 基準の妥当性が明らかになることを期待したいと思います．

　サルコペニア予防にはバランスの良い食事が必要です．しかし，カリウム制限が必要な透析患者では，積極的に野菜や果物を摂取することには注意が必要です．透析患者の血清カリウム値は，主に内因性インスリンによってコントロールされますので，生野菜や果物と同時に炭水化物（糖質）を摂ることで内因性インスリンを上昇させ，食後のカリウム上昇を抑えることができます．また，カリウムの約98%は細胞内に分布するため，細胞膜を破壊した野菜や果物などのジュースやスムージー類は避ける必要があります．

〈加藤明彦〉

索　引

いまさら訊けない！
透析リハビリテーションの
考えかた，やりかたQ&A   ©

発　行	2024 年 5 月 1 日	1 版 1 刷

編著者	加　藤　明　彦
	山　内　克　哉
	山　口　智　也

発行者	株式会社	中 外 医 学 社
	代表取締役	青　木　　　滋

〒 162-0805 　東京都新宿区矢来町 62
電　話　　(03) 3268-2701(代)
振替口座　　00190-1-98814 番

印刷・製本／三和印刷 (株) 　　　　　　　　< MS・YT >
ISBN978-4-498-22496-4 　　　　　　　　Printed in Japan

JCOPY 　<(社)出版者著作権管理機構 委託出版物>